世界一簡単な 髪が増える方法

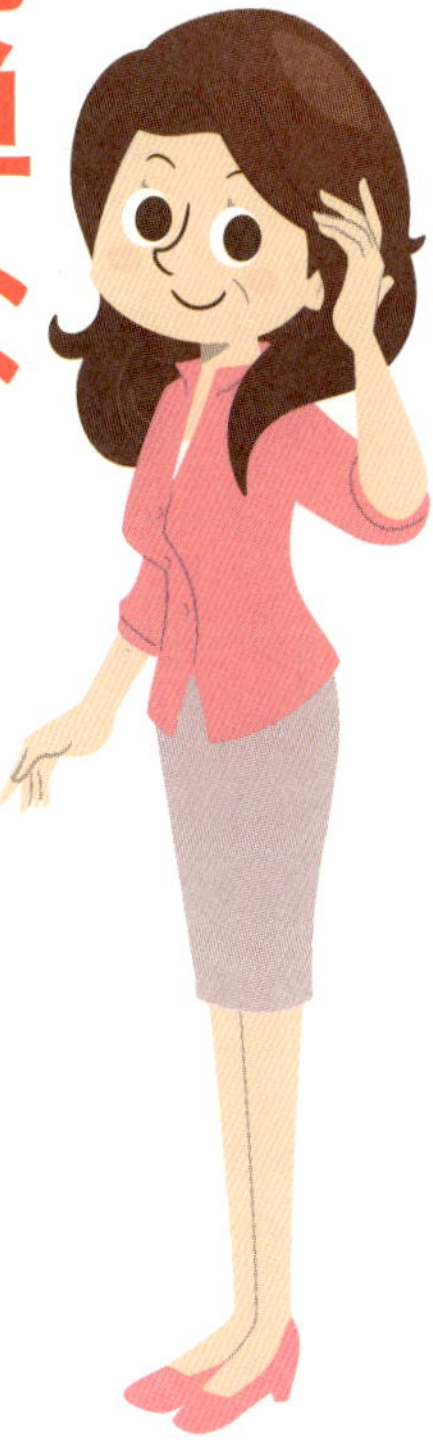

辻 敦哉
ヘッドスパ専門店プーラ代表

アスコム

たった3ヶ月で、分け目もつむじも目立たなくなった!

（50代男性）

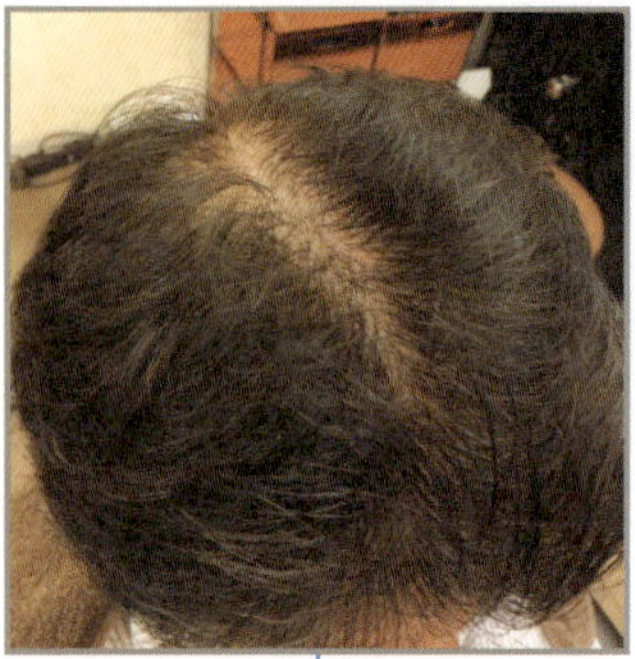

Before

- 分け目が目立つ
- 特につむじ付近で髪が薄い

本書の著者の育毛法によって…

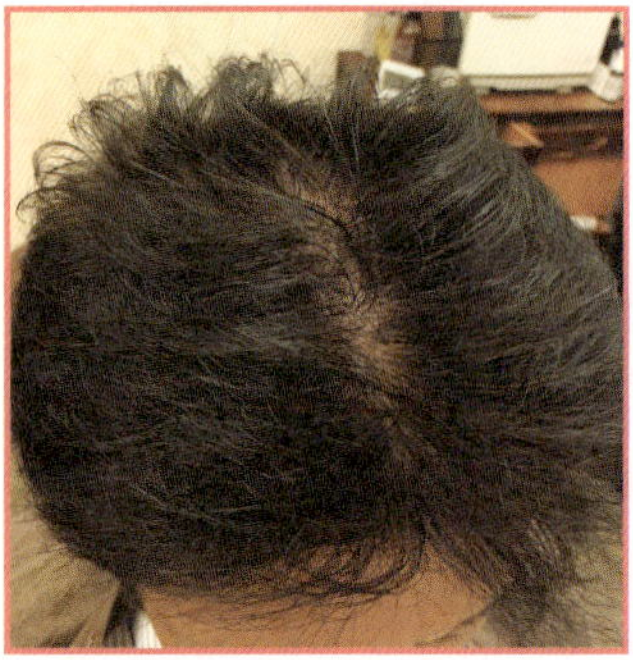

After

- 頭皮が透けて見えていた部分が目立たなくなった
- 頭全体で髪が濃くなった

実施した育毛法

- スーッとする育毛剤の使用を中止
- 眼精疲労解消のマッサージ
- 洗髪は頭皮に優しい方法に
- 就寝前はパソコンやスマホをいじらず、頭皮マッサージ　など

髪が濃くなり、立ち上がる元気な毛に。その期間、わずか3ヶ月!

（30代女性）

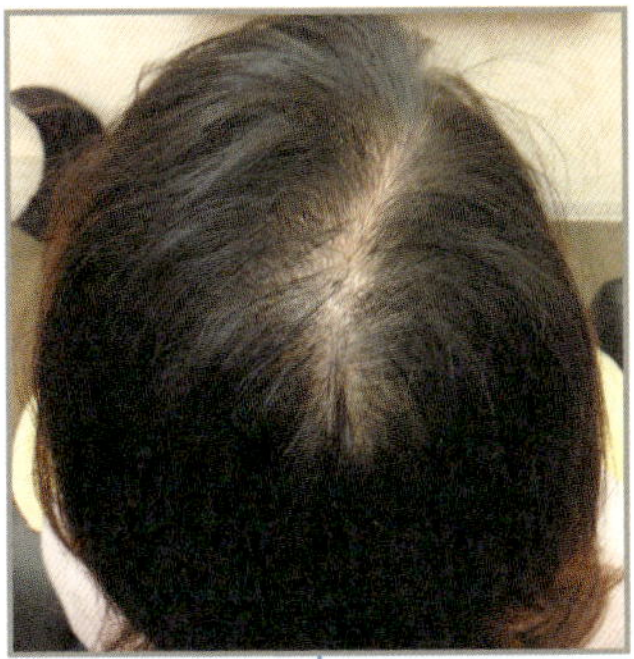

Before

- 分け目が目立つ
- 頭皮が頭全体で乾燥

※写真撮影より前は、頭全体で髪が薄くて頭皮が透けて見えていた

本書の著者の育毛法によって…

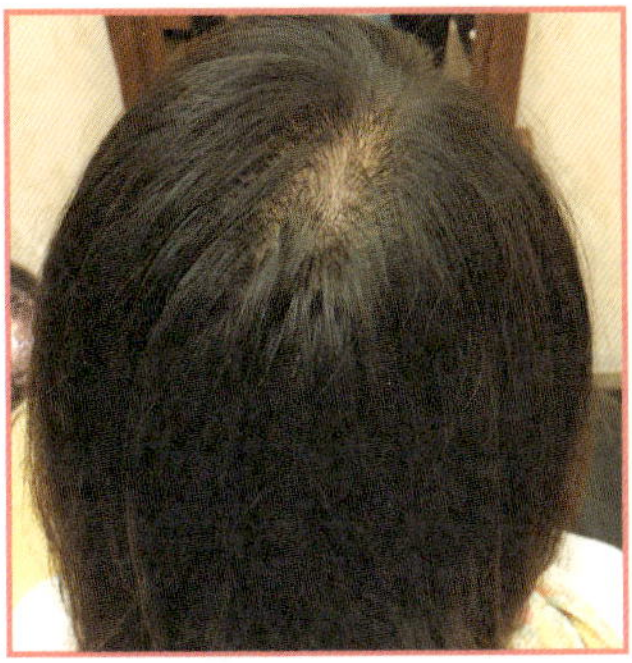

After

- 髪が全体的に濃くなった
- 髪がしっかり立ち上がるようになった
- 頭皮の血色がよくなり、やわらかくもなった

実施した育毛法

- シャンプーを2日に1回1度洗いから、1日に1回2度洗いに
- ドライヤーは使わず自然乾燥
- 頭皮マッサージ
- ヘアケア商品を手当たり次第買って使うのをやめた　など

3ヶ月という短期間で、O字の薄毛部分が小さくなった!

（40代男性）

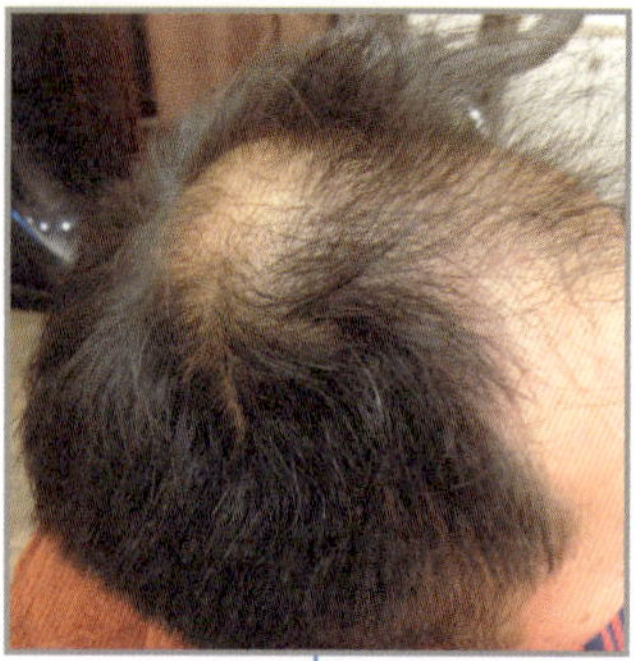

Before

- O字タイプの薄毛が目立つ
- 頭皮に水分が乏しい反面、脂が多すぎ

本書の著者の育毛法によって…

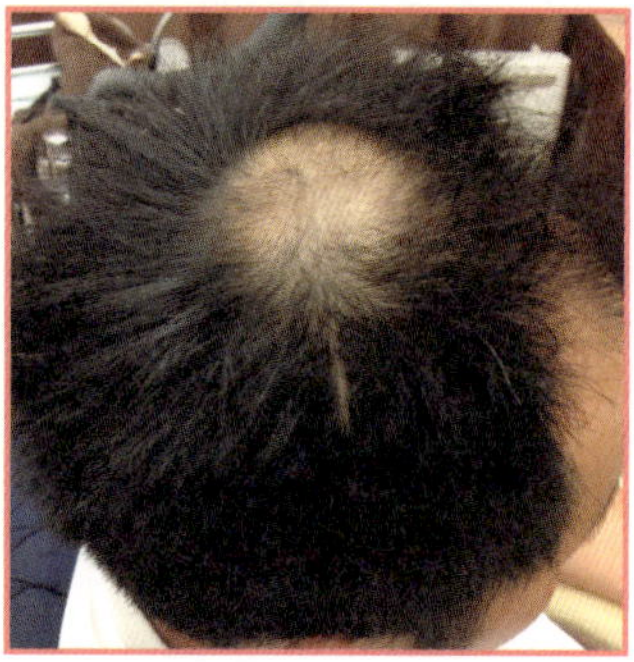

After

- O字の薄毛部分が小さくなった
- 髪が全体的に濃くなった
- 髪にツヤとコシが出てきた
- 頭皮がやわらかくなり、水分も脂も適量になった

実施した育毛法

- シャワーヘッドに塩素フィルターを設置
- シャンプーを硫酸系からアミノ酸系に変更
- 頭皮マッサージ
- 保湿のための化粧水を使用　など

髪が全体的に濃くなり、分け目は縮小。頭皮の血色も良好に。3ヶ月で実現!

（60代女性）

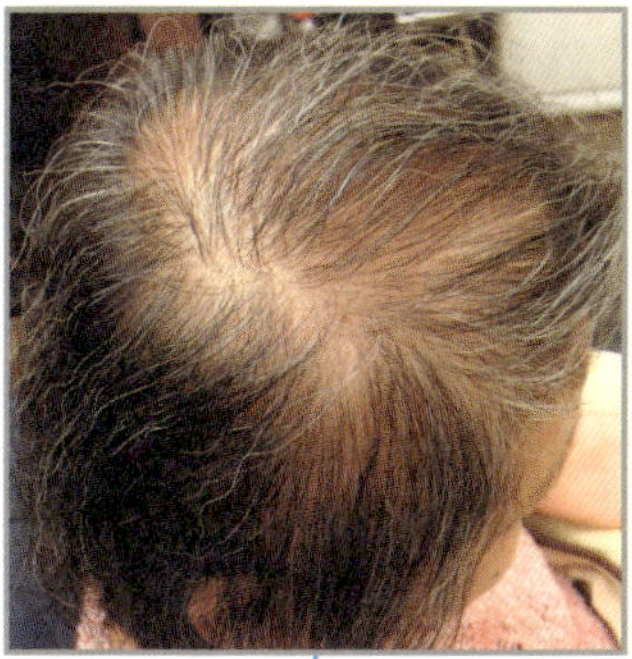

Before

- 全体的に髪が薄い。分け目が特に目立つ
- 頭皮に元気がなく乾燥している

本書の著者の育毛法によって…

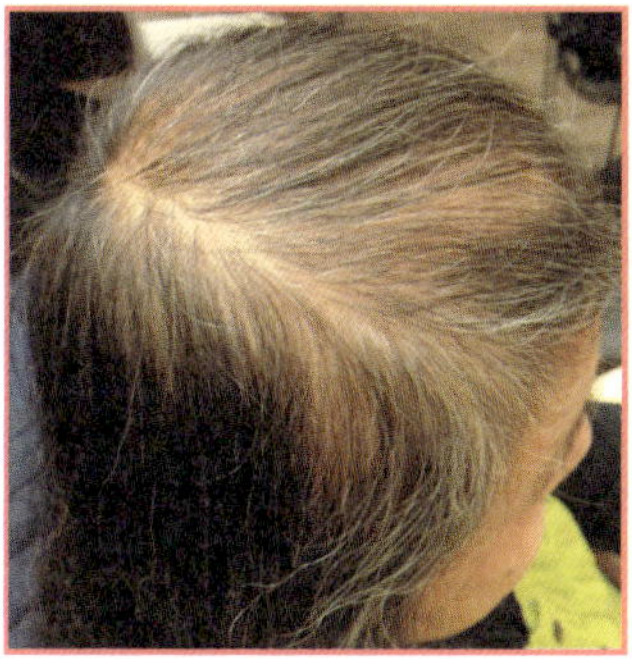

After

- 頭皮が透けて見える度合いが弱くなった
- 頭皮の色が全体的に健康的になった

実施した育毛法

- 日差しの強い日は清潔な帽子を着用
- ドライヤーは使わず自然乾燥
- シャンプーを2日に1回1度洗いから、1日に1回2度洗いに
- シャワーヘッドに塩素フィルターを設置　など

衝撃の事実

水道水に普通に含まれている**塩素**。
実は、**髪**にも**頭皮**にも**毒になる成分**なのです。
そんな塩素は、わずか**短時間**で、
髪と頭皮に**たくさん吸収されて**しまいます…。
その様子がわかる**実験**は、コチラです!

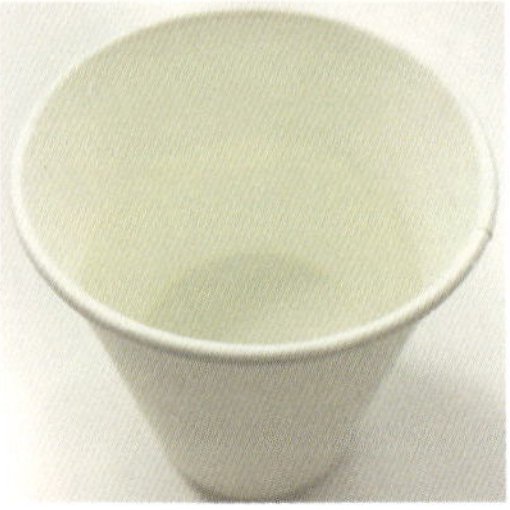

1 **水道水**を紙コップに注ぎます

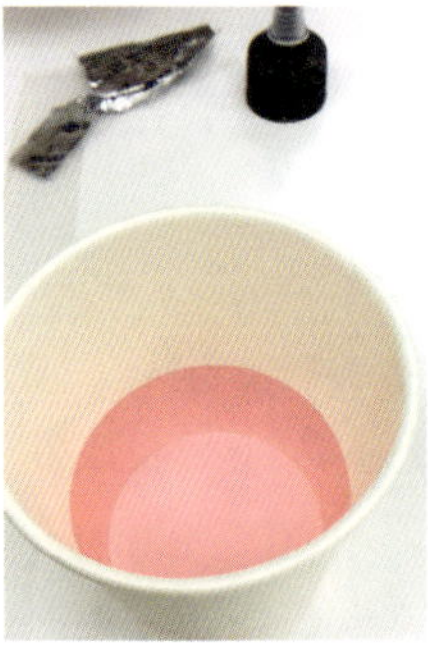

2 **塩素**があると**ピンク色に変わる薬剤**を、水道水入りの紙コップに入れます

3 水道水には塩素が入っていますから、当然**ピンク色**に変わりますよね

4 さてここからは、**髪の毛**や**皮膚**《ひふ》が、塩素をどれだけ吸収してしまうのかを見てみましょう

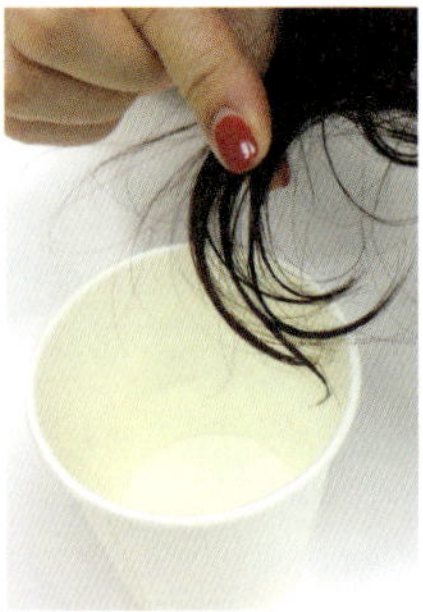

5 ❶と同じように、紙コップに水道水を注ぎ、今度はそこに、髪の毛を**10秒間浸します**

6 この髪の毛を浸した水道水に、塩素があるとピンク色に変わる薬剤を入れましょう

7 すると、ほぼ**透明**なまま…。つまり、わずか10秒間でほとんどの塩素が髪に吸収されてしまったのです！

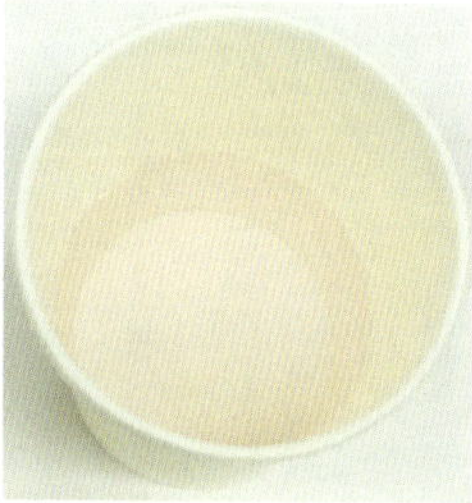

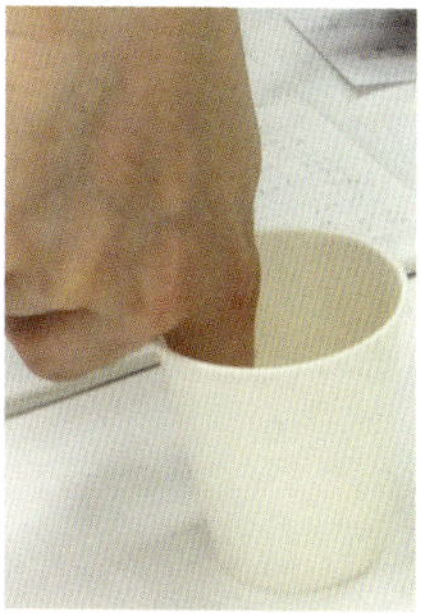

8 今度は、水道水入りの紙コップに、**指**を10秒間浸してみましょう。ここにも塩素があるとピンクになる薬剤を入れると…

9 髪の毛を浸け込んだ水道水と同じように、ほぼ**透明**に！　つまり、指にも塩素がほとんど吸収されたのです。細かく言えば、指の表面の皮膚に吸収されました。ということは、**頭皮**という皮膚にも短時間で塩素がたくさん吸収されるのです

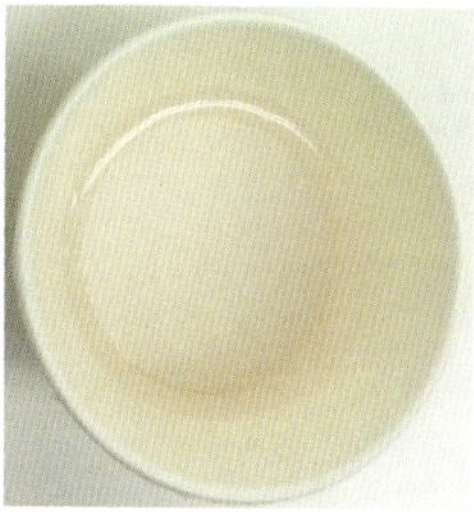

皆さんが毎日のように頭に浴びている
シャワーからも塩素がたくさん出ています…。
でもご安心ください。
この塩素を簡単にブロックする方法があります！
→その方法は、本書のP105～106に載せています

はじめに

95％の人の薄毛が改善！

「どんどん毛が抜けているようで、心配でたまらない」

「分け目が目立って、人の視線が気になる…」

髪に不安を持ち、人知れず悩みを抱える方は、本当にたくさんいます。

ある調査によると、日本で「薄毛が進んでいる」と感じている男女は、４２００万人を超えるといわれています。

２０１６年現在、日本の人口は、約1億２０００万人です。仮に、薄毛を気にするようになるのは20歳以上としましょう。20歳未満の人口はおよそ２２００万人ですから、残りの９８００万人が20歳以上となります。

そうすると、ざっくりとした計算ですが、**日本では、何と成人の約半数近くの人が、薄**

毛を気にし、悩んでいるのです…。

多くの薄毛を気に病む人たちに「少しでもお役に立てれば…」と、私が2011年に始めたヘッドスパサロンは、おかげさまで半年近く、新規のお客様の受付をお断りせざるを得ないほどリピーターの方が詰めかけました。

その理由は、**私のヘッドスパサロンでは、髪のコンディションの改善率が95%以上を誇る**からです。女性はほぼ100%が、男性も9割以上が「髪のコンディションが改善した」とおっしゃってくださり、全体では95%以上の人に喜んでもらっています。

美容・理容業界のプロの方々からも注目してもらい、業界専門誌の『BBcom』(ビービー・コム)、『ザ・ビューレック』(ザ・ビューレック社)、『SNIP STYLE』(コワフュール・ド・パリ・ジャポン)からも取材を受けました。

誰でも自宅でできる効果抜群の育毛法!

あらためて、皆さん、こんにちは。私は、埼玉県の浦和でヘッドスパサロン「PULA

（プーラ）」を運営する辻敦哉《つじあつや》と申します。

なぜ、私のサロンが好評を博したのか。その一番大きな理由は、ほとんどの人の薄毛が改善したからにほかなりません。

また、**サロンに通ってくださる方に、私が開発した「〝プーラ式〟自宅でできる育毛法」を教えているから**でしょう。（※これから先も「プーラ式」という言葉が出てきますが、これは私の経営するサロン「プーラ」からとっています。）

今や世の中には、「髪の毛にいい」とされる情報や製品が溢《あふ》れかえっています。そして、どれが本当に薄毛を改善するのかわからないまま、「何もしないよりはマシ」と、やみくもに間違った手入れをしている人がたくさんいます。

薄毛を改善するには、ちょっとしたコツがあります。それは、誰でもできて、お金のかからないことばかりです。それなのに、そのコツを教えてくれる人がいないのです。

簡単に、お金がかからずできて、髪が育つ。そんな方法を私がお客様に惜しみなく教え

ているから、信頼してくださるのだと思います。

私がヘッドスパで行い、リピーターの方だけに教えている育毛の秘訣を、お教えするのが本書です。

そして、ヘッドスパに通える人だけでなく、もっともっと多くの人に薄毛の悩みから解放されてもらいたい。そんな願いを込めて本書を作りました。

今日からすぐ始められる1日5分のメソッド

本書でご紹介するのは、私が普段ヘッドスパで行っていることを、自宅でできるように簡単にアレンジしたものです。

ほとんどが、これまでの日常生活を変えずに取り入れられることばかり。

「育毛」のために必要なのは、毎日、ほんの5分程度です。

まずは、これまでのシャンプーを、正しいシャンプーのやり方に変えてみてください。

(これには、余分な時間はかかりませんね。)

そして、育毛のためのマッサージを習慣にしましょう。マッサージは、薄毛のタイプ別に紹介しています。マッサージは、シャンプーのときにできるものと、ちょっとしたスキマ時間にできるものがあり、どちらも時間はあまり発生しません。月に数回は、〝プーラ式〟オリジナルのスペシャルケアとして、私が開発した自宅で簡単に作れる育毛液や育毛パックをプラスしてみましょう。

余裕があったら、これまでの食生活も振り返ってみると、なおよいでしょう。以上をすべて行っても、そんなに時間は追加されません。本当に大事な洗髪やマッサージだけなら、これまでの日常生活にさらにかかる時間として、1日に5分もいかないかもしれません。〝プーラ式〟の育毛液や食事は、たまに作り置きすればいいので、これもあまり時間がかかりませんよ。

本書に書かれていることを、すべてきっちりと行わなければいけないわけではありません。できることや興味を持ったことから始めてみましょう。何かひとつでも、髪にいいことが習慣として身についたら、次にトライしてみるくらいでいいのです。

まずは、始めることが大切です。

遺伝よりも頭皮環境が薄毛を招く！

男性の間では、「おじいちゃんがハゲていると、隔世《かくせい》遺伝《いでん》で自分もハゲる確率が圧倒的に高くなる」という都市伝説があります。

しかし、これも、根拠や科学的データがあるわけではありません。

また、今の30~40代の世代と、おじいちゃんの時代では、生活スタイルが大きく違います。私たち日本人が毎日シャンプーするようになったのは、瞬間湯沸かし器が普及した昭和40年代以降だといわれています。おじいちゃん世代の髪を洗う回数は、多くて週に1~2回だったはずです。当時はポマードをたくさん塗り、塗りっぱなしで寝てしまう人も多かったようです。おじいちゃんがもともと薄毛の体質なのか、頭皮を不潔にしすぎてハゲていたのか、今となってはわからないのです。

つまり、**おじいちゃんが薄毛であっても、同じように薄くなるとは限らないのです。**

私は、「遺伝」は薄毛になる要因のひとつでしかないと考えています。ヘッドスパに来られる方を実際にケアしていると、「遺伝」よりも、「頭皮の乾燥」「血行不良」「ストレス」「眼精疲労」のほうが、よほど髪の健康に悪い影響を与えていると実感しています。受け継いだ体質よりも、日頃のケアでどうにかなる要因のほうが、髪の毛の状態を悪化させているのです。

ですから、たとえあなたのおじいちゃんの毛が薄くても、「どうせ遺伝だから…」とあきらめないでほしい。たとえ、薄毛になりやすい体質を受け継いでいたとしても、他の要因を取り除けば、いくらでも予防することが可能だからです。

変えることができない体質を気に病み、クヨクヨ悩んでストレスを抱えるくらいだったら、できることから始めてみてほしいのです。

私も薄毛で悩む一人だった

今だからお話ししますが、実は私も薄毛の不安に悩まされていた過去があります。

私の祖父はハゲていました。そのため、私は幼い頃に友だちから「お前もハゲるんじゃ

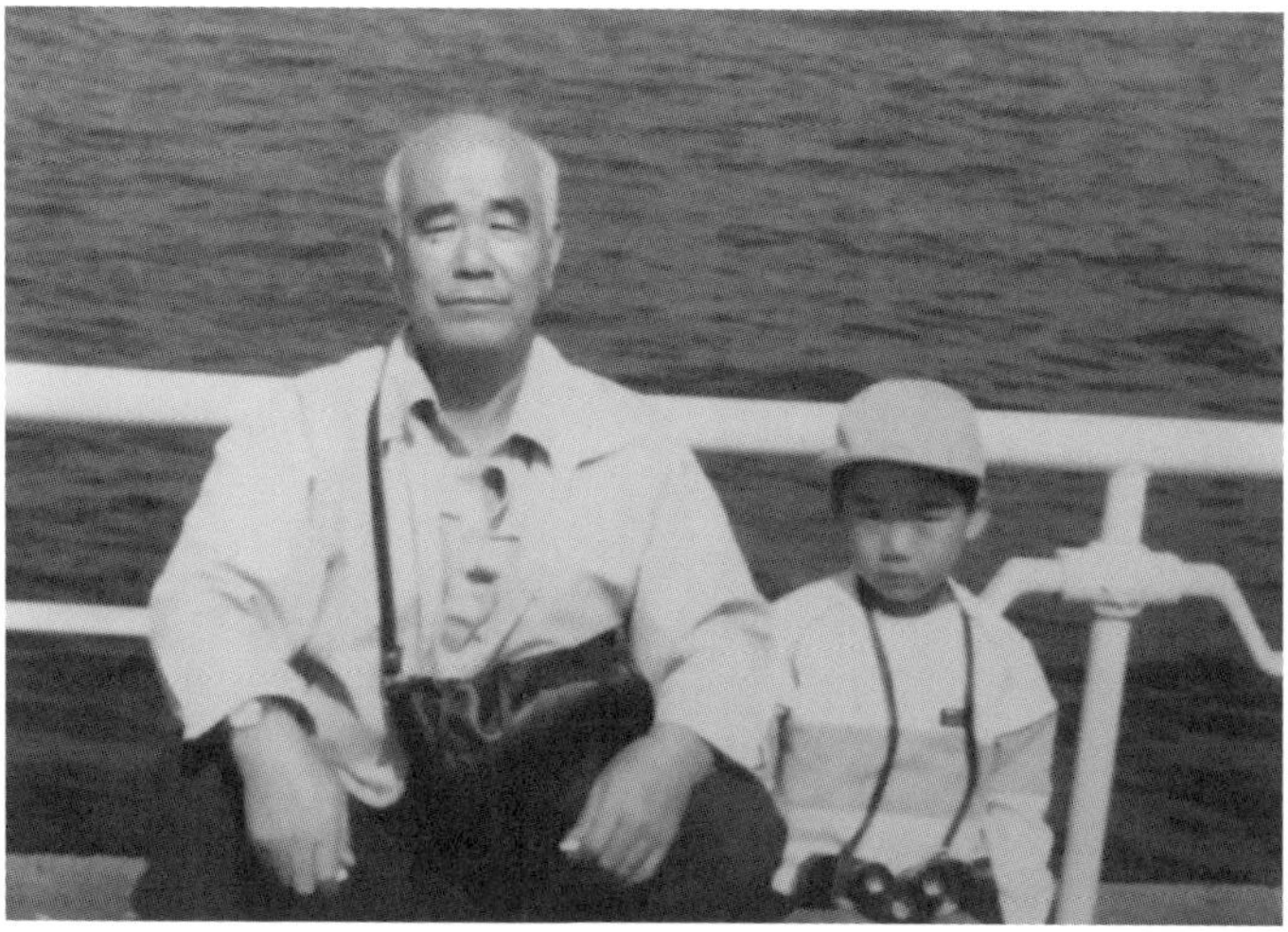
私の祖父と一緒に横浜で。祖父は大好きでしたが、毛が薄く白かったので、小さい頃から自分もハゲるのでは？と実は心配していました

ない？」とからかわれていました。とはいえ、子どもの頃はそんなまわりの声も全く気にならず、笑い飛ばしていました。

ところが、自分の見た目が気になる高校生になったときです。17歳の頃、ワックスなどで髪をツンツンに立たせるヘアースタイルが流行《はや》りました。そこで私も、髪を立たせるために髪を短くカットしました。

すると、私の髪の毛は細くてやわらかかったため、頭皮が全体に透けてしまったのです。まわりの友人からは、

「やばい」

「将来、ハゲるんじゃない？」

「床屋の息子なのに、自分が髪なかったら

笑える」

など、ネタにされてイジられました。

もちろん冗談だったのですが、そのことがあってから私は祖父を思い出し、薄毛の不安に悩まされるようになったのです。

いつも、鏡をあらゆる角度からチェックし、地肌が透けないように整えるようになりました。

街を歩けば、まわりの人の頭と自分を比べ、「あれよりも多いよな」と言い聞かせる。ドラッグストアで、髪によさそうなトニックやスプレーを買って振りかける。冗談っぽく、友人のおでこの広さを測って、家に帰ってから自分のおでこと比べたりもしました。

さらに友人と、大手育毛サロンに電話をかけ、「タバコやお酒が髪に悪いのか」などと質問したことも1度や2度ではありません。ふざけているように見せかけて、実は、本当はどうなのか知りたかったからです。当時はインターネットがありませんから、情報が少なすぎてどうしたらいいのかわからずに不安が膨《ふく》らんでいたのです。

そんな気持ちがやわらいだのは、20代前半のこと。美容室で働き始めた頃です。育毛剤を作っている会社のセミナーに参加したことが、大きなきっかけとなりました。

なぜ、薄毛になるのか。

そして、どうしたら、予防、改善できるのか。

そうした情報を、専門家から得ることで、何をすればいいのかがわかった。そして、その方法を実践することで、「正しいことをしている」と安心することができるようになったのです。

皆、お金と時間をかけて、薄毛になる努力をしている

最近では、逆にたくさん情報がありすぎて、どれが正しいのかわからずに迷っている人がたくさんいます。

たとえば、一般的な育毛法では「抜け毛を防ぐ」ことが、とても大事だといわれていま

す。

でも、本当に大切なのは、弱った毛髪を無理やりとどまらせておくことではありません。それよりも、次にしっかりとした毛が生えてくるように、頭皮を整えることが育毛のポイントなのです。

反対に、細く衰《おとろ》えた髪の毛は代謝させて、その毛穴から前回よりも太い毛が2本も3本も生えるようにしてあげたほうがよいとも言えるのです。

また、最近では、「発毛率●%以上」「驚異の発毛率！」「リピーター続出!!」といったキャッチコピーで、たくさんの育毛剤が売られています。

「薄毛が気になったら、まず育毛剤を手にする」という人も少なくないはずです。

でも、**育毛剤にもたくさんの種類があります。慎重に選ばないと、中には頭皮を弱らせて抜け毛の原因になるものさえある**のです。

もう、お金と時間をかけて、薄毛になる努力をするのはやめましょう。

私は、ヘッドスパサロンで積み重ねた95％の薄毛の改善率をもとに、本当に髪を育てるためにはどうしたらいいかをお伝えすることができます。この情報は、私が20年前に参加したセミナーよりも、もっともっと実績をもとにした確実なものです。

正しい情報を手に入れて、安心してほしい。そして、実践して、薄毛の悩みから解放される人が一人でも多く増えたら、こんなに嬉しいことはありません。

辻敦哉

※本書でご紹介します育毛液、育毛パックなどは、頭皮に異常が生じていないかよく注意して使ってください。傷、湿疹など異常がある時は使用しないでください。黒ずみ、色抜け、刺激などの異常が発生しましたら使用を中止し、皮膚科へご相談ください。また、高温になる所や子供の手の届く所には置かないでください。

CONTENTS

第1章

「薄毛タイプ別！　世界一簡単なマッサージ」で頭皮がみるみる元気に！

第2章

市販の育毛剤を買うより効果的！〝プーラ式〟育毛液を家で作ろう

第3章 あなたの髪の洗い方は間違っている！

1 「オイルパック」の話

第4章 食事に気を配れば髪はもっとよくなる!

序章

髪を
どんどん増やす
「3つのステップ」

髪を育てるのは、畑で植物を育てるのと同じ理屈

しっかりした髪の毛を育てるポイントは、野菜や果実など植物を育てるときに似ています。植物がよく育つために必要なのは、「土」「水」「太陽」ですよね。

髪の毛の場合、この3つを、次のステップに言い換えることができます。

・Step1⇓髪の毛がしっかり生える「土台」を整える…【「土」作り】
・Step2⇓頭皮に「毒素」を与えない…【「水」をあげる】
・Step3⇓じっくり「育てる」…【「太陽」の光を当てる】

この3ステップについて、簡単に説明していきましょう。

STEP 1

髪の毛がしっかり生える「土台」を整える

まずは、髪の毛が育つ土台、すなわち「頭皮」を整えることです。

植物は毎年、同じ畑や鉢で植えると年々土地がやせてくるため、栄養が足りずにしっかりと育つことができません。土地を耕したり、土の入れ替えをしたりして、土台をいい状態に整えなければなりません。

こうお話しすると、すぐに「じゃあ、育毛剤を使えばいいの？」と考える人がいます。育毛剤は言ってみれば、肥料のイメージなのかもしれません。

しかし、**「頭皮をよい状態にする＝育毛剤を使う」と考えるのは、早合点《はやがてん》**です。高価な肥料をバンバン投入しても、植物は育つどころか病気になってしまうこともあります。育毛剤を使う前に、もっと他にやるべきことがあるのです。

では何をすべきか？　そのひとつが、**頭皮の酸化した汚れを取り除くこと**です。

植物を育てるときにたとえれば、一例としては、塩害にあった畑を覆う塩分を除去することだといえるでしょう。

皮脂は分泌されて48時間ほど経つと、酸化が始まります。そして、汗やほこり、シャンプーやトリートメントの流し残しの成分と混じって、頭皮にこびりつき始めるのです。これが、頭皮の酸化汚れです。

酸化汚れはたとえて言えば、歯石《しせき》のようなものです。歯石がたまると、そこをすみかとして、雑菌が繁殖して毒素を出します。そして、その毒素が歯茎を腫《は》らせたり歯周病の原因となったりして、最終的に歯が溶けるほどのダメージを与えます。

同じように、頭皮の酸化汚れは、過酸化脂質という脱毛作用のある脂に変わります。毛穴を詰まらせ、髪の毛の成育に悪影響を及ぼすのです。この酸化汚れを取り除くことで、頭皮の状態は驚くほど改善します。

酸化汚れをなくすために非常に効果的なのがオイルパック。汚れが詰まっているときは、1週間に1度を1ヶ月間行い、頭皮の状態が整ってきたら、月2〜3回の頻度で行うといいでしょう。

なお、酸化汚れは残念ながらシャンプーでは落としにくいのです。オイルパックについては、第3章でご紹介します。

他に、**頭皮のコンディションを整える方法として、マッサージがあります。**マッサージといっても、手間ひまはかかりません。しかも、O字タイプ、M字タイプな**ど薄毛タイプ別にさらに効果のあるマッサージを私が独自に開発しました。**第1章で早速触れますので、ご期待ください！

第2章では、**これも私が独自に開発したものになりますが、育毛液と育毛パックを取り上げます。多くの市販の育毛剤と違い、髪や頭皮を傷つけることなくコンディションを改善します。**自宅で作れますので、レシピも特別にご紹介します！

第1章のマッサージと併用することで、育毛率はさらにアップします。

STEP 2 頭皮に「毒素」を与えない

植物を育てるときに、絶対に必要なのは水です。どれだけ栄養価の高いよい土に植えても、水を与えなければすぐに枯れてしまいます。

とはいえ、いくら欠かせない水でも、塩などの生育を妨げる成分が入っていると害になってしまいます。害になるものが、ここで言う「毒素」なのです。

髪と頭皮に対しての毒素は、いくつかあります。

その中でも、**特に育毛に悪い影響を与えるのが、水道水に含まれる塩素**です。また、**熱すぎ、もしくは冷たすぎる水温も毒**となります。

水以外で、髪や頭皮に振りかかる毒素としては、**合成洗剤使用のシャンプー、ドライヤーの熱、紫外線**などもあります。

シャンプーは正しく選べていない方が、本当に多いです。たとえば、詳しくは後述しますが、「ノンシリコン入りを選べば、すべてOK！」と勘違いしている人が後を絶ちません。

本書では、特に影響力の高い毒素に絞り、簡単に除去できる方法をお話しします。具体的には、塩素、シャワーの水温、シャンプー、紫外線です。第3章で詳しくお伝えします。

また、市販の育毛剤に含まれる毒のひとつとして「アルコール」も取り上げます。

薄毛になるのは、体に毒素がたまりすぎたときに起きます。花粉やハウスダストを浴びすぎて、アレルギーになってしまうのと同じ理屈です。

耐性はコップにたとえるとわかりやすいので、それでお話しします。毒素をためていくコップを、誰もが持っています。そのコップに毒素がたまっていく途中では何も起きませんが、コップに毒素が満タンになってこぼれてしまったときに薄毛が始まってしまうのです。

コップのサイズは、人によって違います。コップが大きい人はなかなか薄毛になりませ

コップ理論

育毛を妨げる毒素は「合成洗剤のシャンプー」「ストレス」など様々。これらをためるタンクがコップ。このコップが満タンになって毒素があふ溢れ出したとき、薄毛になり始めてしまう

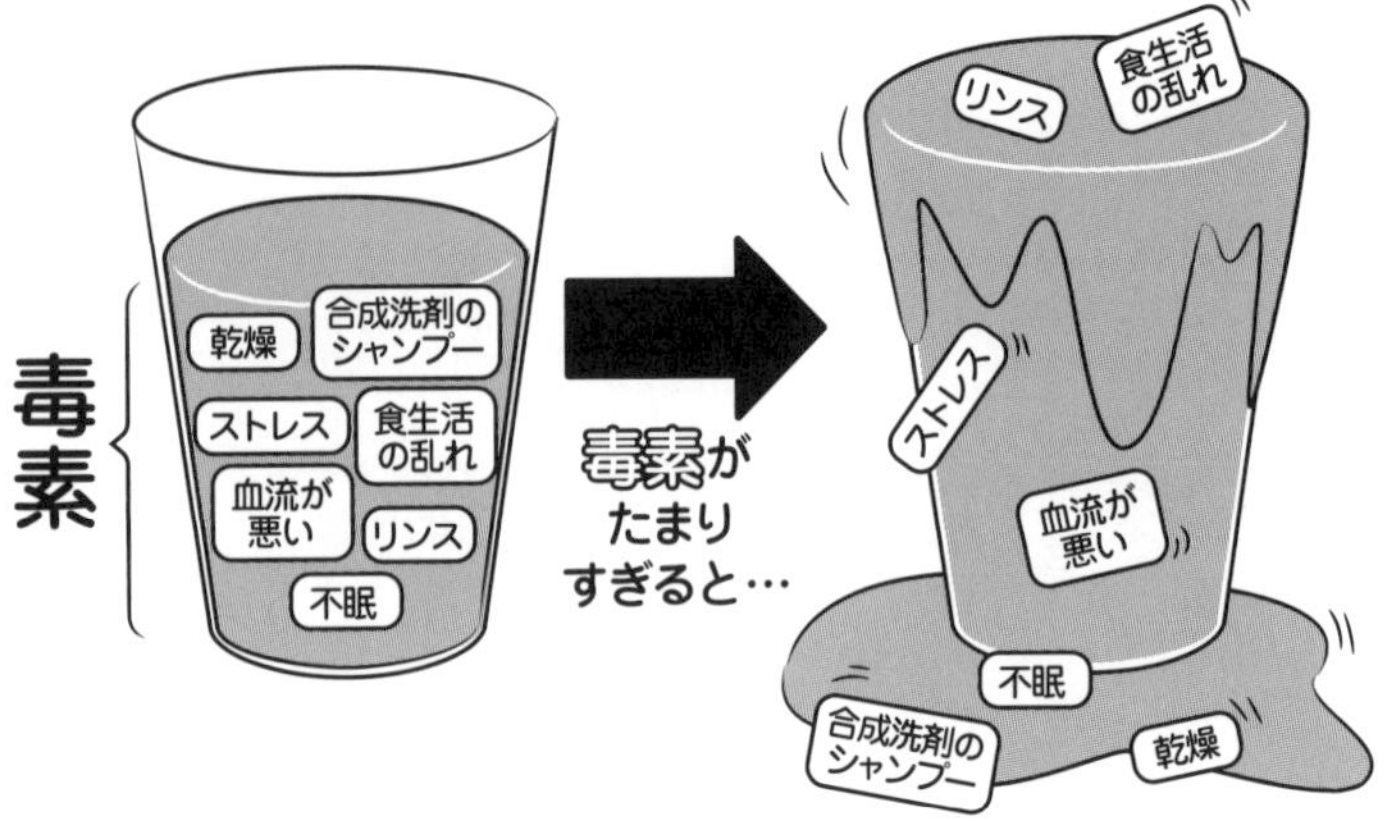

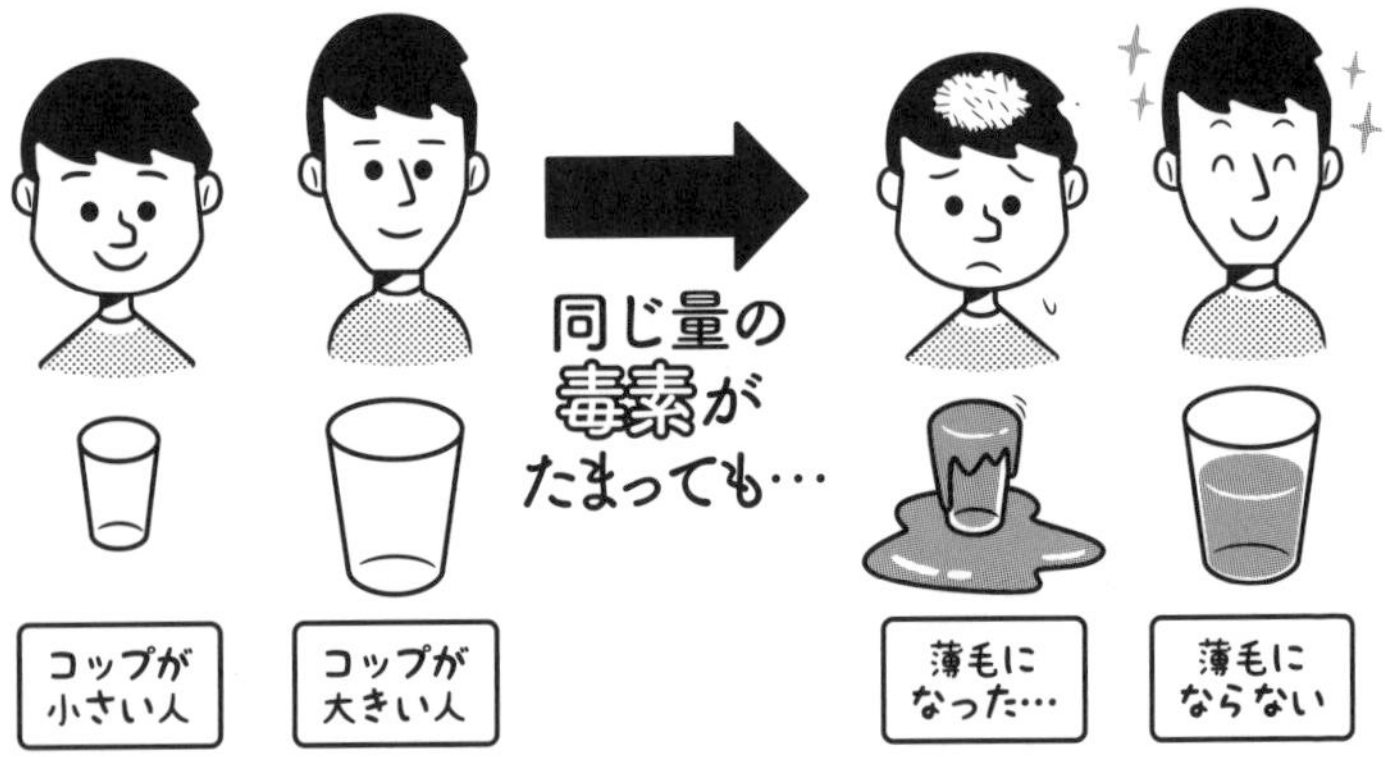

同じ量の毒素がたまっても…
コップが小さい人
コップが大きい人
薄毛になった…
薄毛にならない

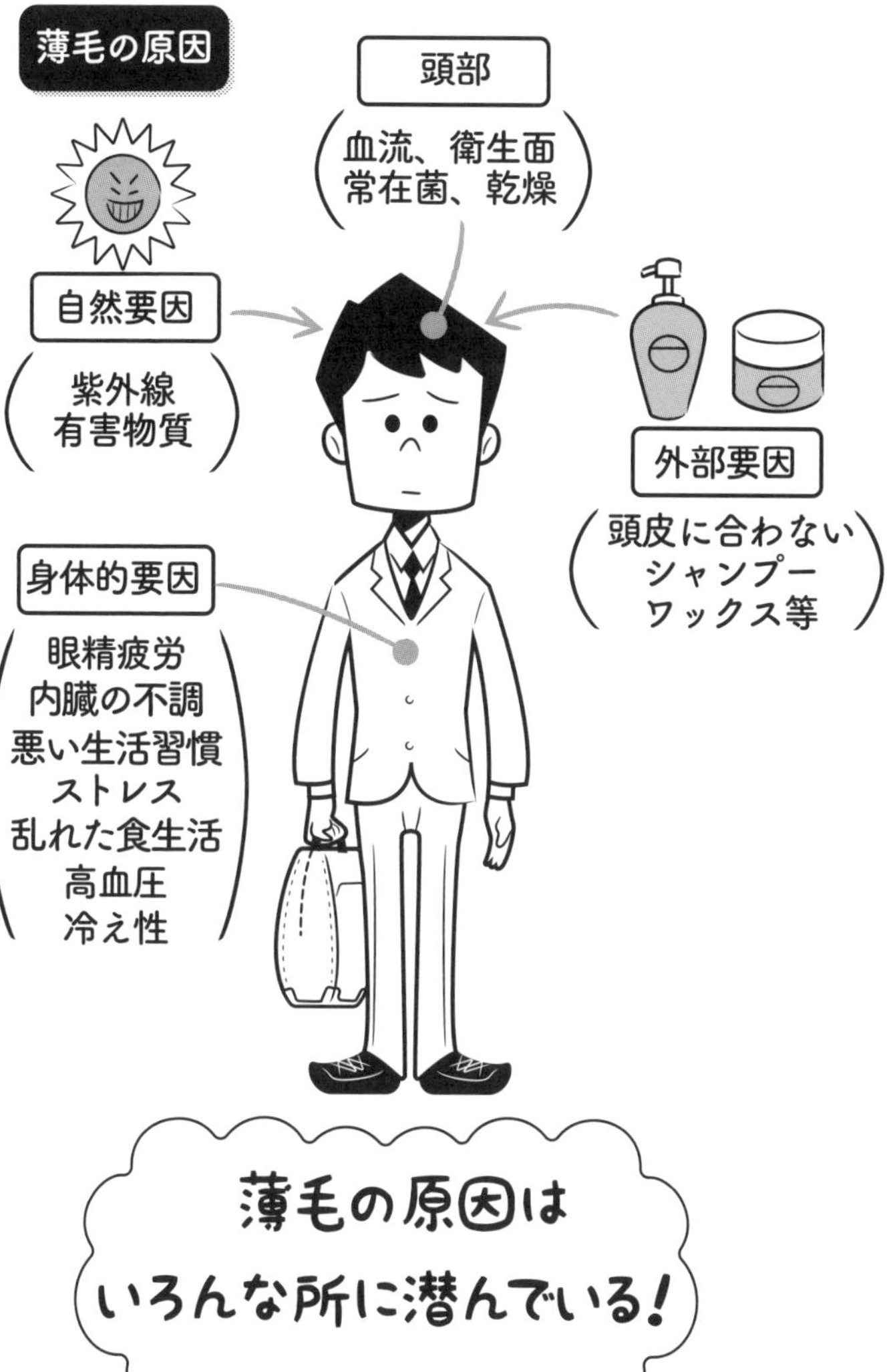
薄毛の原因
頭部
血流、衛生面
常在菌、乾燥
自然要因
紫外線
有害物質
外部要因
頭皮に合わない
シャンプー
ワックス等
身体的要因
眼精疲労
内臓の不調
悪い生活習慣
ストレス
乱れた食生活
高血圧
冷え性
薄毛の原因は
いろんな所に潜んでいる！

んが、小さい人はすぐに薄毛になってしまいます…。

以上の理屈を、私は「コップ理論」と呼んでいます（P34を参照）。

ちなみに、毒素など薄毛の原因になるものはたくさんあり、P35のイラストのようになります。

STEP3

じっくり「育てる」

最後のステップは、髪の毛を育てることです。

植物は種類にもよりますが、太陽の光に当ててあげることで、より大きく力強く育ちます。

同じように、しっかりとした髪の毛を育むために重要なのは、まずは血行をよくすることです。なぜなら、髪をつくる細胞に必要な栄養や酸素は、血液が運んでいるからです。

心臓から押し出された血液は動脈を通り、毛細血管にたどり着いて体中の細胞に栄養を供給しています。

実は、その大切な毛細血管は、私たちが運動不足だったり乱れた生活を送っていたりすると、消えてなくなってしまうことがあるのです。

人間の体は、生きるために必要な器官に、優先して栄養を届けます。そのため、髪の毛や爪など生命を維持するのに差し障りのない部分は、後回しになります。

つまり、あまりにも不健康な生活を送り続け、体中が栄養不足で悲鳴をあげるような状態になると、生きるためにはあまり関係ない頭皮の毛細血管が減少してしまう可能性さえあるのです。

血液の流れをよくする頭皮マッサージは、第1章で主にご紹介します。

また、血液の流れに加え、実際に髪や頭皮をつくる栄養を、食事から十分に摂取することも育毛に非常に効果があります。そこで、第4章にて食事から栄養を摂る方法を取り上げます。

毒素を取り除き土台を整えたうえで栄養をプラスすると、育毛では力強いサポートになってくれるはずです。

以上の

・Ｓｔｅｐ１　髪の毛がしっかり生える「土台」を整える
・Ｓｔｅｐ２　頭皮に「毒素」を与えない
・Ｓｔｅｐ３　じっくり「育てる」

から成るのが、「〝プーラ式〟３ステップ育毛理論」です。

この理論は、私の提唱する育毛に関するメソッドの根底にあります。つまり、私がこれからご紹介するメソッドは、すべて「〝プーラ式〟３ステップ育毛理論」にもとづいています。そのことを少しでも思い出してここから先も読んでくだされば、なぜ、何のためにそのようなことをするのかが腑《ふ》に落ちやすくなるはずですよ。

第1章

「薄毛タイプ別！世界一簡単なマッサージ」で頭皮がみるみる元気に！

育毛は薄毛タイプ別に行うと効果がぐんとアップする！

薄毛には、大きく分けて4つのタイプがあります。

①頭頂部から薄くなる「O字タイプ」
②生え際（前頭部）から薄くなる「M字タイプ（剃り込みタイプ）」と「A字タイプ（中央に入り込んで薄いタイプ）」
③全体的に薄くなる「全体タイプ」と分け目が目立つ「分け目タイプ」
④耳まわりから薄くなる「耳まわりタイプ」

女性の薄毛の多くは、③の「全体タイプ」、もしくは①「O字タイプ」に含まれます。女

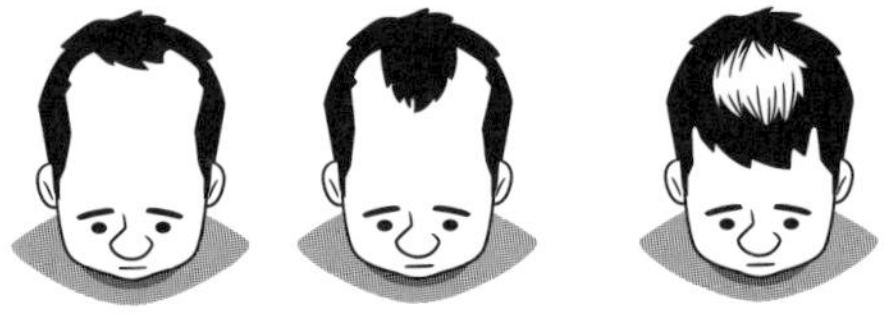

O字タイプ　M字タイプ　A字タイプ

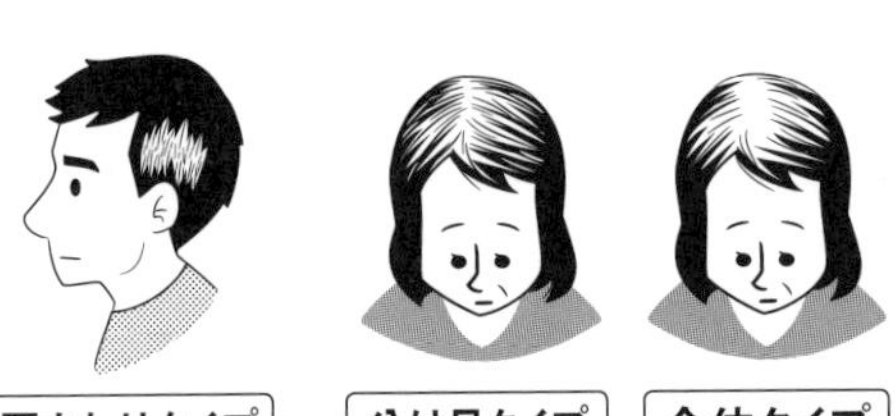

全体タイプ　分け目タイプ　耳まわりタイプ

性で生え際が気になる場合は、男性の原因とは異なるため、③を参考にしてください。

また、「耳まわりタイプ」は、他のタイプと比べると人数は少なくはなりますが、円形脱毛症や多発性脱毛症などの一歩手前にいる、極めて危ない状態だといっていいでしょう。

さらに、これらのタイプを詳しく見ていくうち、私はある特徴に気づきました。**この4つの薄毛のタイプの人たちは、それぞれで異なる体の状態に陥っていた**のです。

これまで、私が運営するヘッドスパサロンで薄毛の相談にのり、カウンセリングを行った2万人以上の方たちは、統計的に次のような状態の人が、非常に多くおられました。

①「O字タイプ」は、ストレスで筋肉が緊張し、血圧が高い。心臓に負担がかかっている

②「M字タイプ」「A字タイプ」は、目を酷使《こくし》していて、眼精疲労がたまっている。ホルモンバランスが乱れている

③「全体タイプ」「分け目タイプ」は、疲れや緊張が抜けず、生命力が弱っている。腎臓《じんぞう》が衰えている

④「耳まわりタイプ」は、精神的な緊張があり、特に首まわりが硬くなっている

ヘッドスパサロンでは、最初のうちは「自宅でできるケア」として、どの薄毛タイプにも同じ頭皮マッサージを紹介していました。

ところがこのことに気づき、タイプ別に体の弱っている部分を集中的に改善するマッサージをプラスすると、育毛の効果がぐんとアップし始めたのです。

タイプ別のマッサージは、ほとんどが仕事中のデスクに座っているときや休憩のときなどに、さっとできるものばかりです。

「1日に●回」という決まりもありません。気がついたときに、3〜5回行うくらいで大丈夫です。

薄毛タイプ別！　育毛マッサージを教えます

では早速、薄毛のタイプごとに効果の高いマッサージを紹介します。2種類ずつありま

すが、好きなほうだけでも両方でも、気軽にお試しください。

①頭頂部から薄くなる「O字タイプ」

【その1】高血圧を改善する【小指の爪もみ】

手の小指の爪の両脇を、反対の手の親指と人差し指で10秒ほどもみます。

【その2】血液をきれいにする【太衝《たいしょう》押し】

「太衝」は、足の甲の親指と第2指の間を足首に向かってたどっていき、2本の骨が接するV字のくぼみにあるツボです。この太衝を、足首に向かって押し上げましょう。

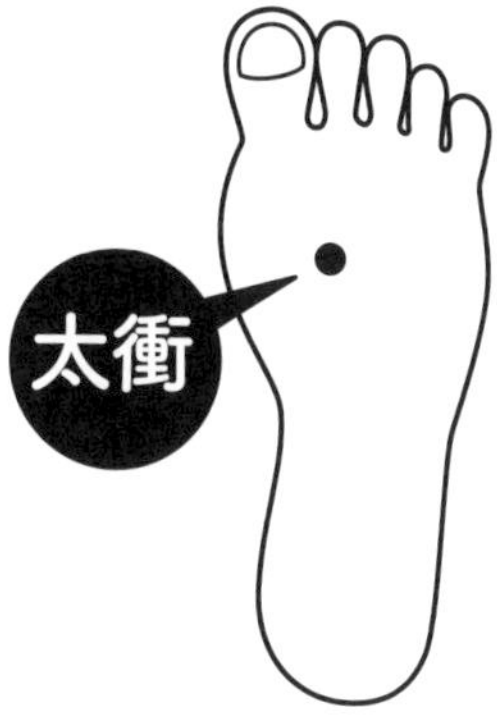

太衝押し

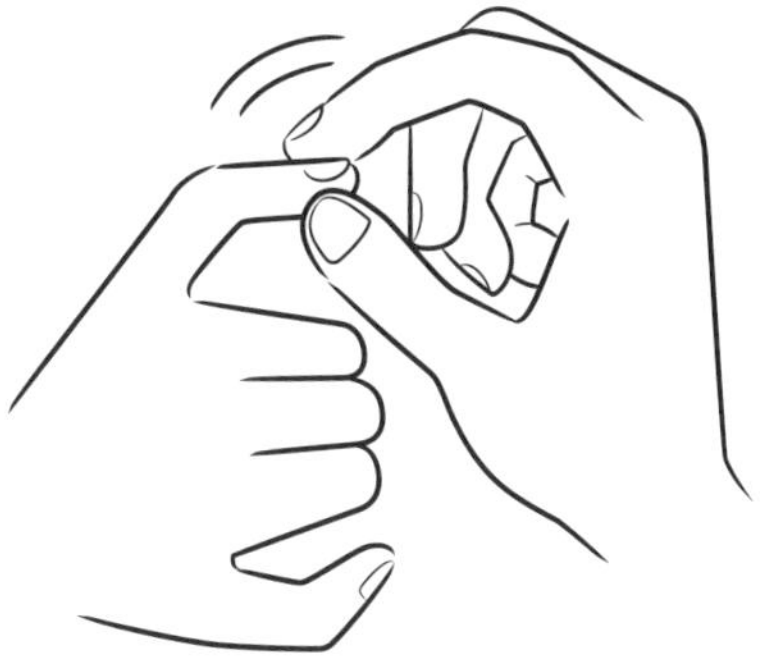

小指の爪もみ

②生え際から薄くなる「M字タイプ」「A字タイプ」

【その1】目の疲れをほぐす【まゆ毛つかみ】

目のまわりには、「清明《せいめい》」など、眼精疲労に有効なツボがたくさんあります。こうしたツボを一気に刺激できるのが、まゆ毛つかみです。

1）瞼《まぶた》の目頭《めがしら》の部分に、親指を当てます

2）人差し指も使い、まゆ毛を皮ごとはさむようにつまみます。下から親指が、上から人差し指が、まゆ毛をはさむかたちとなります

3）目頭から目尻まで2〜3秒かけて到達するペースで、3〜4か所をつまみましょう

【その2】ホルモンバランスを整える【内庭《ないてい》押し】

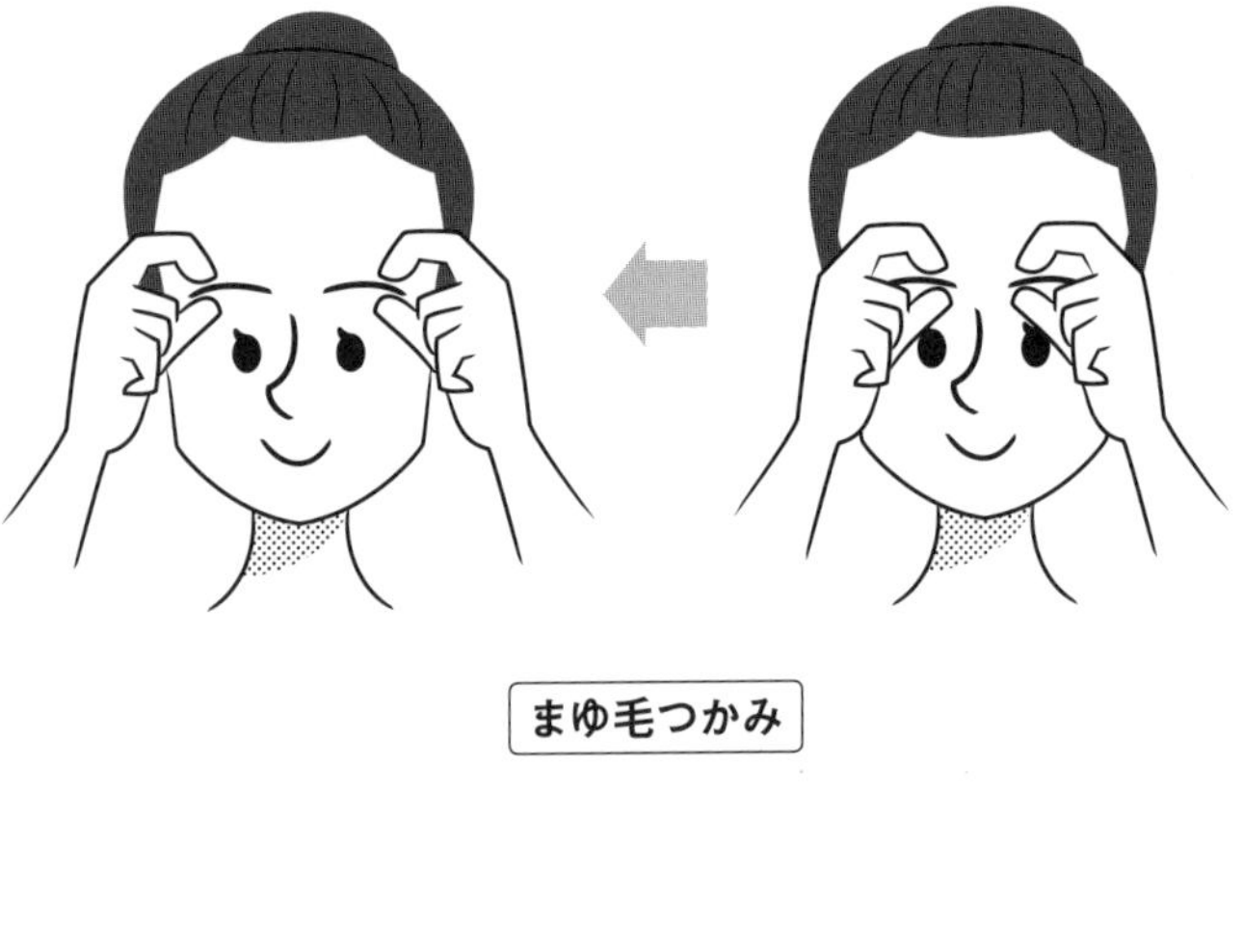

まゆ毛つかみ

「内庭」は、足の第2指と第3指のつけ根にあるツボです。人差し指で、足首に引き寄せるように押しましょう。

③全体的に薄くなる「全体タイプ」「分け目タイプ」

【その1】生命力を高めるツボ【湧泉《ゆうせん》押し】

東洋医学では、「腎経《じんけい》」という経絡《けいらく》が弱ると、活力がなくなり、白髪《しらが》や薄毛になりやすくなるといわれています。「腎経」の巡りを促し生命力をアップするツボ「湧泉」を押しましょう。

「湧泉」は足の裏にあります。足の人差し指を下にたどっていくと、少しくぼんだところがあります。そこが「湧泉」ですので、手の親指をツボに

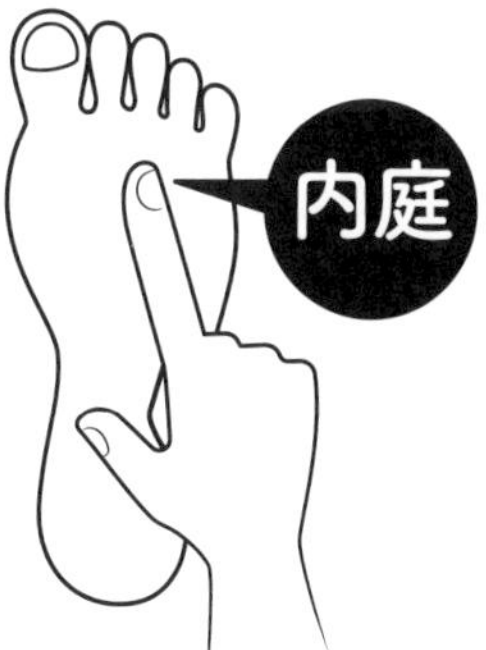

内庭押し

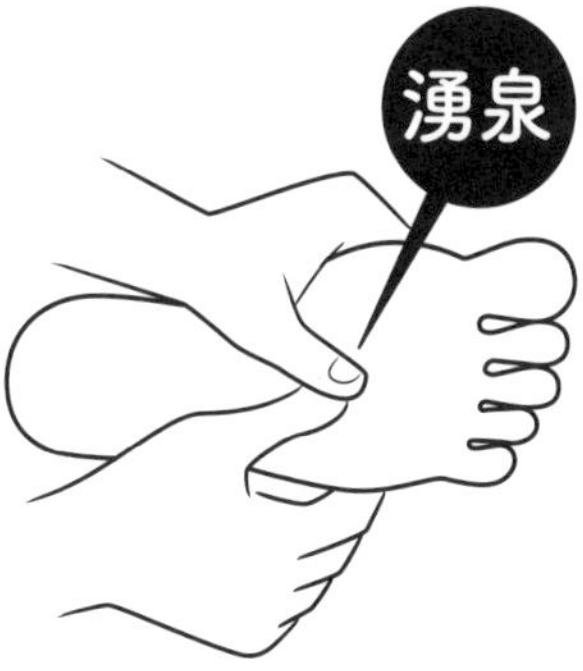

湧泉押し

当て、足の指に向かって押し上げましょう。
湧泉押しは、仕事など何か作業をしている最中でも、ゴルフボールくらいの大きさのボールがあれば、コロコロ転がして踏むだけで行うことができます。

【その2】頭皮の血行を促進する【百会《ひゃくえ》押し】

左右の耳の上端を結んだ線の中心で、頭頂にあるのが「百会」です。ここを手の中指の腹を使い、頭の中心に向かって押しましょう。

④耳まわりから薄くなる「耳まわりタイプ」

【その1】首のこりをじんわりほぐす【スロー首回し】

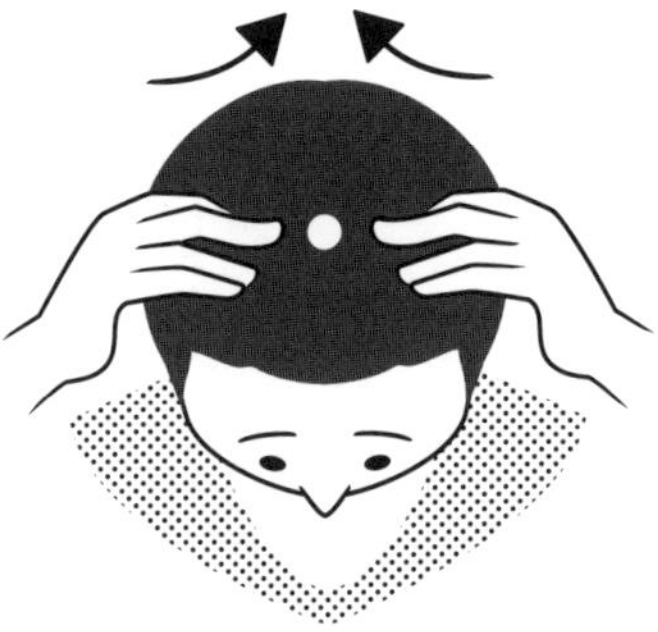

百会押し

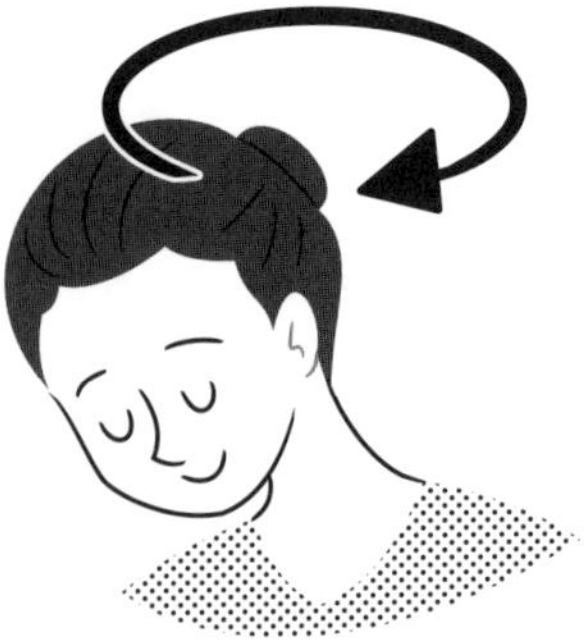

スロー首回し

首は神経の束が通っており、細かい筋肉がたくさんあります。
「今、どこの筋肉が伸びているか」を意識しながら、1周15秒かけてゆっくりと回しましょう。こり固まった首をじんわり、優しくほぐすことができます（右ページを参照）。

【その2】背中と首もしっかりほぐせる【鎖《さ》骨《こつ》押さえ肩回し】

現代人は、スマホやパソコンを使用する時間が長く、前かがみの姿勢になりがちです。前かがみが続くと、背中とそこにつながる首の筋肉がこり固まります。
ときには姿勢を正し、肩を前後に回してほぐし

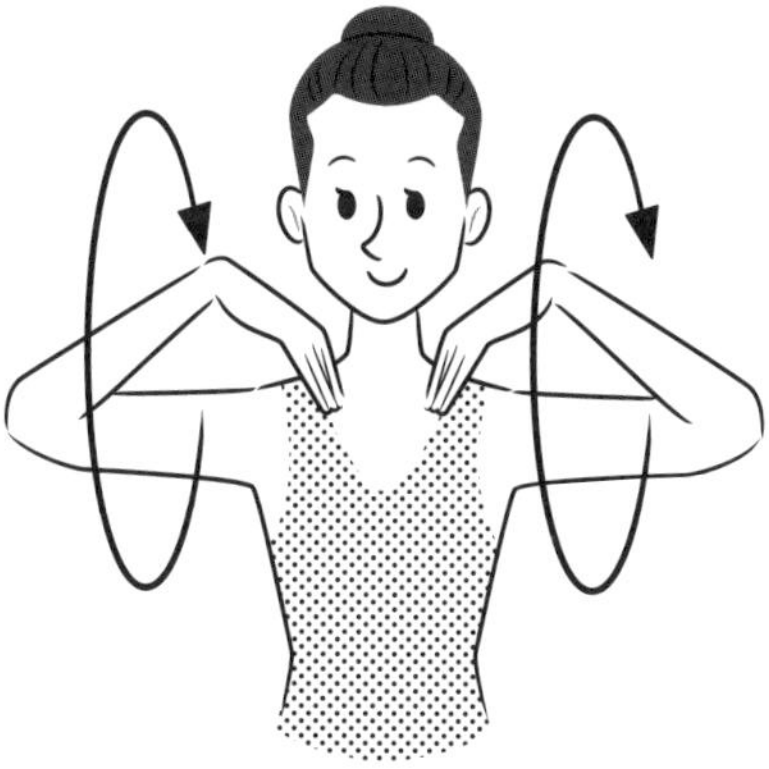

鎖骨押さえ肩回し

ましょう。

1）肩回しをするときは、両手の指を鎖骨の上に軽くのせます。こうすることでより肩甲骨を意識しやすく、肩と背中をほぐしやすくなります

2）ひじを体の側面につけ、ひじがなるべく耳のそばを通るように、後ろに5回、回します

3）同じように、前回しも5回行います

万能型マッサージで、さらに頭皮を元気に！

次にご紹介するのは、どのタイプの人にも効果的な万能型マッサージです。頭皮を刺激して血行を促すので、どのタイプの薄毛でも「育毛力」がぐんとアップします。

マッサージを行うタイミングや回数に決まりはありません。気がついたときに、何回でも行ってみてください。

【その1】頭皮持ち上げ

私たちの頭皮は、常に重力によって下へ下へと引っ張られています。そのため、頭頂に近くなればなるほど、突っ張ってこわばりやすくなるのです。

だからと言って、頭頂だけほぐしてもすぐにもとに戻ってしまいます。なぜなら、まず耳の上の位置にある頭皮をしっかりゆるめないと、萎縮《いしゅく》した頭皮に引っ張られ続けてしまうからです。そこで、次のマッサージが有効となります。

1）両手のひらのつけ根にあるふくらみを、耳の上にあるくぼみにしっかり当てます

2）両手を頭のてっぺんに寄せるように押し上げるのを4～5回繰り返し、耳の上の頭皮をほぐし

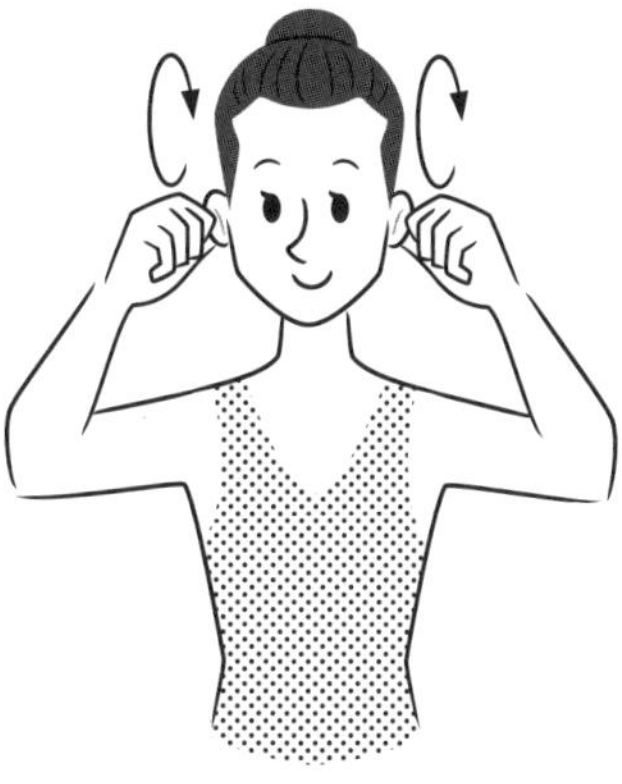

耳引っ張り回し

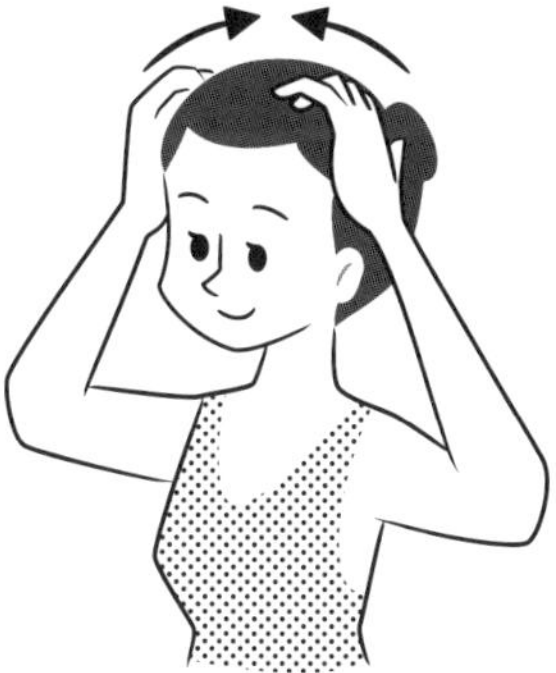

頭皮持ち上げ

ます

このマッサージは、デスクに座っているときは、両ひじを机につくと力が入れやすいでしょう。

なお、後のページではシャンプーの方法などもご紹介しますが、この動きが基本となってきますので、必ず覚えておきましょう。

【その2】耳引っ張り回し

脳の疲れは頭皮に現れます。そのため、脳がリラックスしていないと頭皮がこわばるのです。

耳を引っ張って回すことで、耳の上の頭皮を効果的に刺激できます（P49を参照）。

また、このマッサージをした後は頭皮がやわらかくなるため、後から行う他のマッサージの効果を高めます。

1）親指と人差し指で、耳の中心をつまみます

2）円を描くように、前から後ろに5回、回します

3）反対に、後ろから前も5回、回します

【その3】眼球回し

疲労が蓄積してこわばった目のまわりの筋肉をほぐすマッサージです。トイレ休憩のときなど、ちょっとしたスキマ時間にも行うことができます。

1）自分のおでこを見るくらい、思いっきり上を見ます
2）7秒キープしたら、次はできるだけ右を見ましょう
3）同じく7秒したら、次は下を見ます
4）また、7秒したら、今度は左を見ます

1周したら、反対まわりも行ってみましょう。

なお、目を動かすときは、つられて顔が動かない

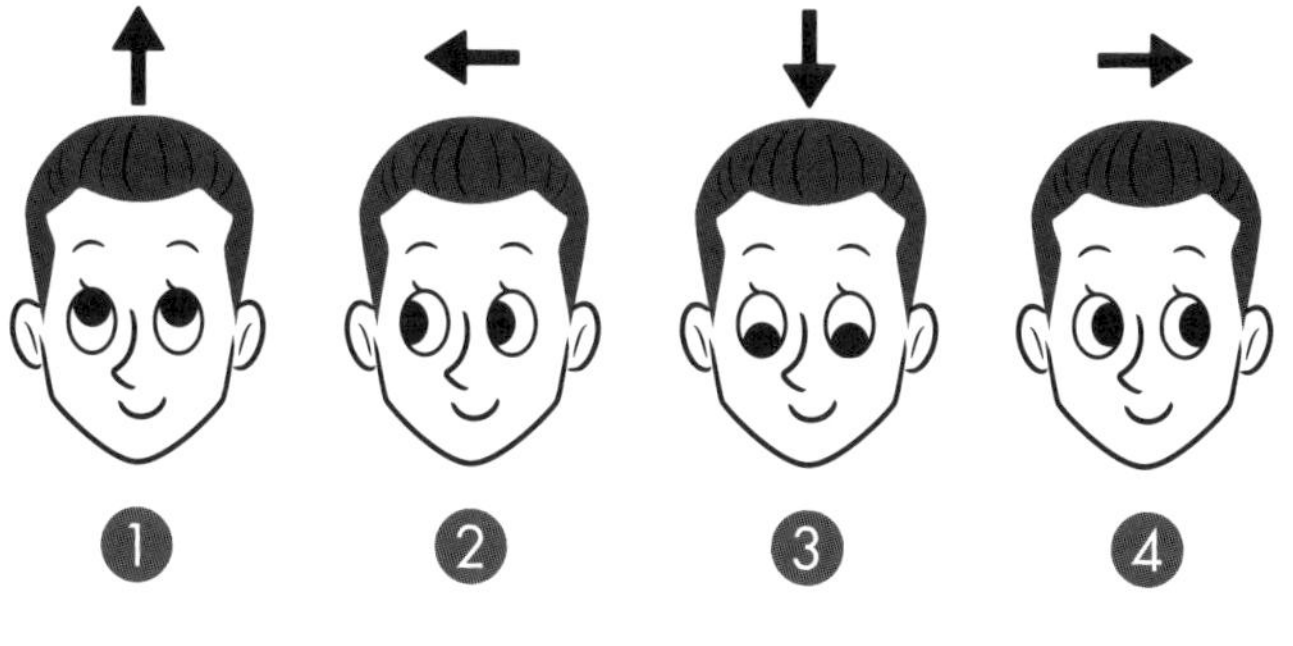

眼球回し

ように注意です。ひとつひとつの位置で7秒が長く感じる場合でも、せめて5秒はキープするようにしたいところです。

さて、ここで紹介しましたマッサージが大事である理由を、もう少しご説明します。

頭には、大きな筋肉が4つあります。この4つの筋肉で、頭皮（腱膜《けんまく》や筋膜《きんまく》も）の柔軟性を保っています。精神的な疲れや緊張、目の酷使などで疲弊《ひへい》してしまうと、4つの筋肉は弾力性を保てなくなり、重力で引っ張られてしまいます。一緒に**頭皮も重力へと引っ張られ、硬くなります。すると、血流が悪くなります。**

重力による影響

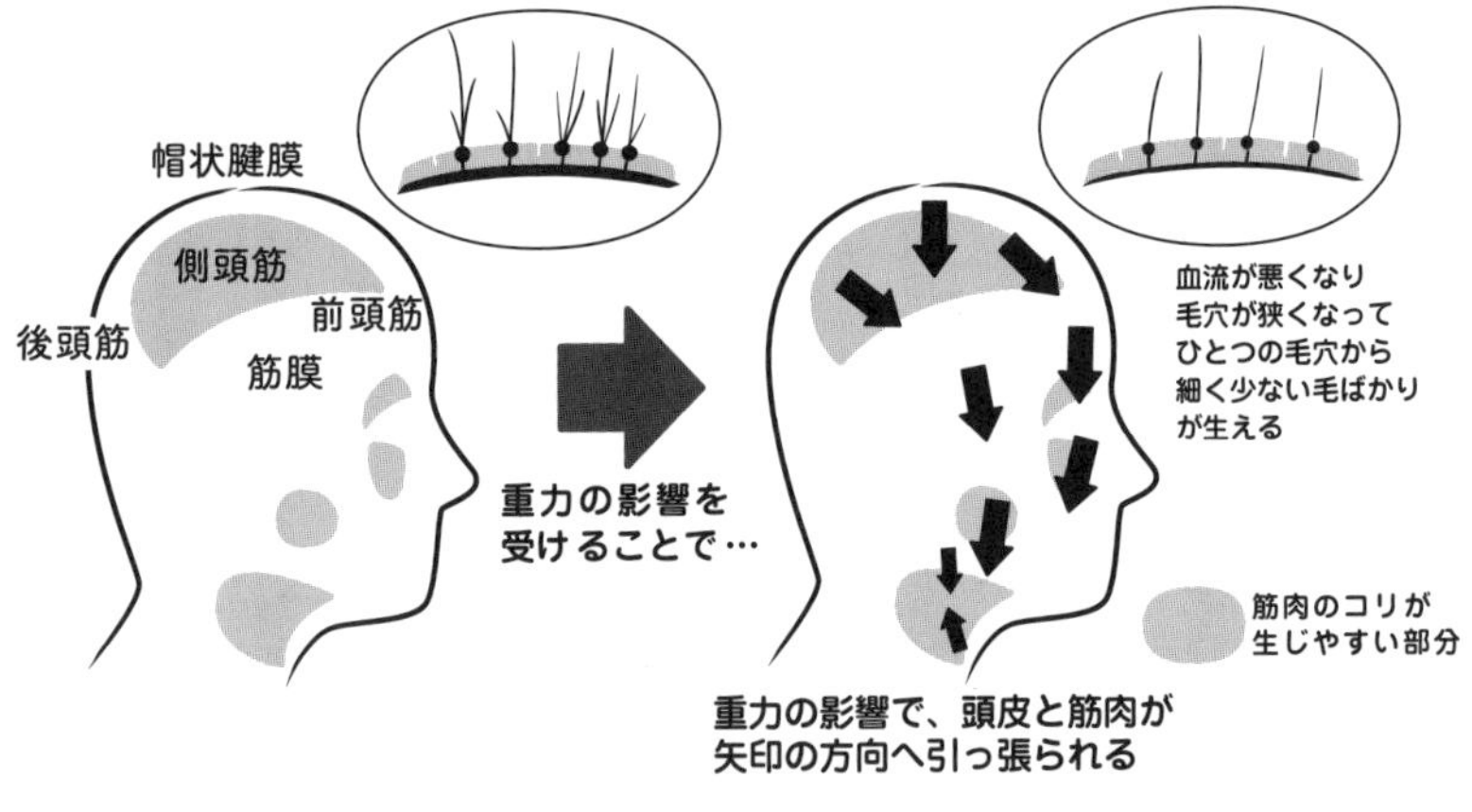

髪は頭皮にある毛細血管から栄養を吸収して育つため、血流が悪くなると栄養が行き届かなくなり、元気な髪がつくりにくい環境となります。

でも、この状態を髪によい環境へと変えることは、自分でできます。それが、ここでご紹介しましたマッサージなのです。**頭皮や筋肉をマッサージすることで、重力による硬直をほぐすことができます。**

さあ、これまで紹介しました「万能型マッサージ」＋「自分の薄毛タイプのマッサージ」を行うことで、元気な髪が生える血流環境へと導きましょう！

同時にできる！　トリプル効果の究極のエクササイズ

最後に、**どのタイプの人にも抜群に育毛効果がある、究極のエクササイズ**をご紹介しましょう。このエクササイズは、椅子に座りながら次の、1)、2)、3)を同時に行えるスグレモノです（P54を参照）。

1）頭皮の血行を促す頭のてっぺんにある「百会」のツボを、片手の中指で刺激します

2）生命力を高め薄毛を改善する「腎経」の経絡が通る足の小指の外側を、反対側の足のかかとで踏みます

3）「腎経」の経絡の流れを促すお腹の中心を、ドライヤーの熱風で温めます

3つをいっぺんに行うことで、わずか10秒程度で、「育毛力」がトリプル効果で強力に働きかけます。わざわざ時間をとらなくても、自宅でテレビを見たり音楽を聞いたりしているときでもできてしまいますよ。まわりの人からすると、ちょっと不思議なポーズに見え

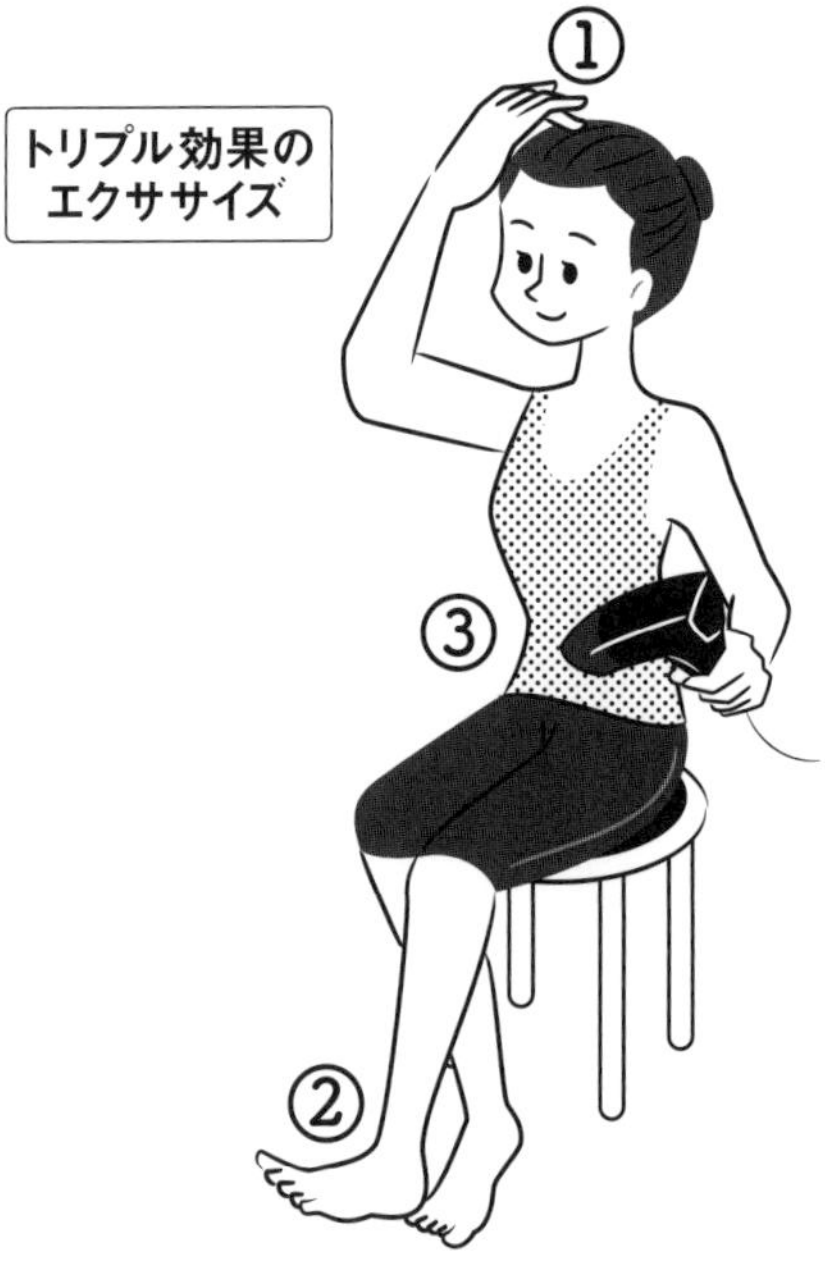

るかもしれませんが！

ガムを噛むのも立派な育毛法

私たちが普段何気なく行っていることの中にも、「誰にでもできて、お金もほとんどかからない」とっても簡単な育毛法があります。

それは、ガムを噛《か》むことです。

ガムを噛んでいるときに、こめかみに手を当ててみてください。ガムを噛んでいるあごだけでなく、こめかみまで動いていませんか。こうして、**顔の表情筋の多くを動かすことで、頭部全体の血行が促される**のです。

また、ガムを噛むことにはもうひとつ効果的な働きがあります。それは、唾液がたくさん出ることです。

東洋医学では髪の毛も唾液も、体の「腎《じん》」という部分が司っています。「腎」とは、西洋医学でいう腎臓の働きとは少し違い、生命力や若さの源だと考えられています。「腎」が衰えると、抜け毛やドライマウスになるといわれています。そこで、**ガムを噛んで唾液をたくさん出して「腎」の機能を高めれば、抜け毛にも効果があるのではないかと考えられる**のです。

また、唾液がたくさん出ると消化を助けますから、**内臓の調子も整い、それが全身の血流改善にもつながります。**

ガムには抜け毛予防以外にも、たくさんの効果があります。よく大リーガーの選手が、ガムを噛みながら、バッターボックスに入っているのを見かけませんか？　噛む動作は、頭皮だけでなく脳の血流も促しますから、脳が活性化します。そのため、試合への集中力がアップするのです。

また、ガムを噛むと、記憶力や認識力も高まるという研究結果もあります。日本でも、私たちは眠気覚ましにガムを噛むことがありますよね。これは、脳への血行が高まり頭がすっきりすると、無意識のうちにわかっているからでしょう。

ただ、「それならば！」と、ガムを噛みすぎると、耳の上、特にこめかみあたりに疲労がたまります。

疲れを残すと頭皮がこわばりますので、ガムを噛んだ後は万能型マッサージで頭皮をほぐすとよいでしょう。

第 2 章

市販の育毛剤を買うより効果的！“プーラ式”育毛液を家で作ろう

育毛剤を使えば使うほど、頭皮と髪がボロボロに⁉

「髪が薄くなってきたかも…」と思ったとき、あなたならまず何をするでしょうか。ほとんどの人は、真っ先に育毛剤に手を伸ばしているようです。

ところが、**市販の育毛剤には、ほとんどの人が気づいていないひとつの大きな問題があります。それは、大量のアルコールが含まれていること。濃度50%以上が大半で、70%近くのものまで存在**します。

メーカーがアルコールを使う大きな理由のひとつは、有効成分を髪の毛のもとになる毛《もう》母《ぼ》細胞に届けることにあります。毛母細胞に行く途中にある皮脂をアルコールで溶かすことにより、それができるのです。

しかし、それだけ強力に働きかけるということは、アルコールは頭皮や毛穴にとって非常に刺激が強い成分というわけです。むしろ、皮脂だけでなく毛母細胞にまでダメージを与えます。「髪の毛を育てよう」と、せっせと育毛剤を振りかけているのに、反対に脱毛の原因になってしまうことさえあるのです。

アルコールは他にも、頭皮を乾燥させる、ホルモンバランスを崩す、頭皮上の善玉の常在菌を殺すなどの悪影響もあります。また、シャンプー使用後は頭皮を保護する皮脂が取り去られているので、アルコールからの刺激はいっそう強くなってしまいます。

アルコールが使われてしまうのは、消費者側からもニーズがあるからかもしれません。なぜならば、頭皮に振りかけた際の爽快感《そうかいかん》に人気があるからです。

アルコールは揮発性が高いため、肌につけるとスーッとします。ただし、この「スーッ」と感じるとき、アルコールは蒸発しながら頭皮の油分や水分を奪っているのです。すると、**頭皮がカサカサになり、フケの原因になったり、かぶれたりすることさえあります。**

こうして頭皮の状態が悪くなると、ますます髪の毛がやせて細くなり、育ちにくくなるのです。

こちらも薄毛タイプ別！〝プーラ式〟育毛液

〝プーラ式〟では、アルコールを一切使いません。

その代わり、グリセリンという植物油由来の保湿成分を用います。顔や体の皮膚《ひふ》と同じように、頭皮も保湿するとやわらかくなるからです。縮こまっていた毛穴が、開きやすくなります。

頭皮がこわばり毛穴が小さくなると、毛が細くなるうえ新しい毛が育ちにくくなります。反対に、毛穴がのびのびと広がると、しっかりとした毛が育ちやすくなるだけでなく、ひとつの毛穴から生える髪の毛の本数が増える確率もぐんと高くなるのです。

【用意するもの】

・精製水……１００ml

・植物性グリセリン……小さじ１／４～１／２

・（薄毛タイプ各々に対応する）アロマオイル……
※どれを選ぶのかは後述
・容器……スプレータイプの容器。100円ショップで買えるもので十分です（下のようなもの）

用意するのは、たったこれだけ。精製水と植物性グリセリンは、両方とも薬局で手に入ります。

グリセリンの量はあまり多いと、保湿効果が高くなってベタベタすると感じることもあります。使用感の好みで調整しましょう。

アロマオイルの量は1mlとなります。たいていのアロマオイルのボトルには、1滴ずつオイルが落ちるドロッパーがついています。この1滴は、多くの場合は0・05mlですので、20滴ということになり

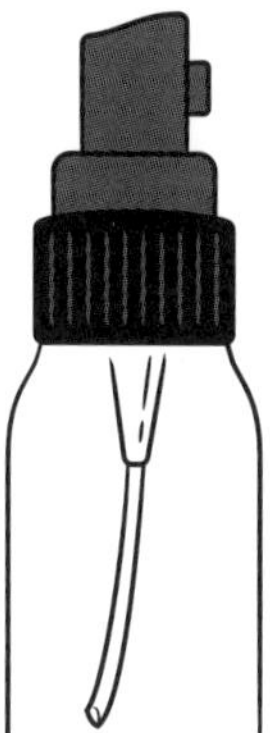

ます。ただし、ドロッパーの形状にもよりますので、確認してから量を調整してください。

さて、薄毛タイプ別のアロマオイルは次の通りです。

①頭頂部から薄くなる「O字タイプ」⇓ラベンダー
②生え際（前頭部）から薄くなる「M字タイプ（剃り込みタイプ）」と「A字タイプ（中央に入り込んで薄いタイプ）」⇓イランイラン
③全体的に薄くなる「全体タイプ」と分け目が目立つ「分け目タイプ」⇓ゼラニウム
④耳まわりから薄くなる「耳まわりタイプ」⇓ローズマリー

【作り方】

1）容器にグリセリンを入れ、アロマオイルをたらし、フタをします。アロマオイルは、グリセリンには溶けますが水には溶けません。ここで容器を振って、グリセリンとアロマオイルをしっかりと混ぜてください

2）精製水を入れ、しっかりと混ぜます

【使い方】

1）シャンプーで洗髪し、タオルドライしたら、この育毛液を頭皮に吹きつけましょう。成分が分離することがありますので、使用前にはよく振ってください

2）吹きつけたら、両手を使って頭皮によくもみ込みます

さてここで、タイプ別のアロマオイルの効能を、簡単に触れておきましょう。

①頭頂部から薄くなる「O字タイプ」⇓ラベンダー

ラベンダーはイライラを緩和し不眠を解消して、疲れた体を癒《いや》してくれます。また、火傷の治療に使われるほど肌の再生効果が高く、脱毛予防にもその力を発揮します。O字タイプに多い高めの血圧を下げる働きもあります。

②「M字タイプ」と「A字タイプ」⇓イランイラン

イランイランには、神経を鎮静《ちんせい》させる作用があり、酷使した視神経をやわらげてくれま

す。また、脱毛予防、髪の成長促進にも効果があるといわれています。

③「全体タイプ」と「分け目タイプ」⇓ゼラニウム

ゼラニウムは、感情を押し殺し、緊張しがちな人をリラックスさせる効果があります。さらに、頭皮の皮脂を適量にし、肌をやわらかく整えます。

また、髪を司る腎の強壮効果もあります。薄毛の原因は、人の性格のように一人一人異なりますが、中医学では統計により、髪の健康状態は腎の機能と関係しているとされています。

④「耳まわりタイプ」⇓ローズマリー

ローズマリーは、心臓の働きを高め、全身の血流を促します。特に首まわりの筋肉がこわばりがちな「耳まわりタイプ」には、血行促進はうってつけとなるのです。

アロマオイルを購入するときに、ひとつだけ気をつけてほしいことがあります。それは、

天然成分100%の、「精油」と呼ばれるものを選ぶことです。

雑貨屋さんに行くと、「フレグランスオイル」など似たようなオイルが売られています。しかしこうしたオイルは、香りを楽しむために人口香料を使ったものなので、直接肌につけることはできません。

私たちの体に働きかけ効果を発揮するのは、天然成分100%の「精油」だけです。間違えないように気をつけましょう。

その精油も、できるだけ産地や品質安全性が明確なものを選びたいです。きちんとした精油には、成分表や成分分析表が同梱《どうこん》されています。中には、生産者、土壌環境、「なぜこの品質がよいのか」の説明がされているものもあり、こういった製品もオススメです。

なお、アロマオイルは1ヶ月ほど使い続けると頭皮が慣れてしまって効き目が弱くなります。アロマは1ヶ月使ったら最低2週間は使わないで、精製水とグリセリンだけを使いましょう。そして、2週間以上経ったらアロマオイルを入れ始めるようにします。

アロマなしでグリセリンだけでも保湿効果があり、育毛には大事なことをしていますので、ご安心ください。

〝プーラ式〟スペシャル育毛パックで、さらに髪が元気に！

私の運営するヘッドスパで育毛コースに取り入れているパックを自宅用にアレンジしたのが、「〝プーラ式〟スペシャル育毛パック」です。

このパックは、毎日やる必要はありません。文字通りの「スペシャル」ケアとして、1ヶ月に2回、取り入れてみてください。特に、夏の紫外線で受けたダメージが現れ、頭皮がカサカサに乾燥しがちになる秋や冬に行うと効果的です。

コーンスターチが皮脂汚れを除去して頭皮を清潔にし、ハト麦粉がしっとりと保湿して、皮膚をやわらかく保ちます。

【用意するもの】

・コーンスターチ……16g

・ハト麦粉……４g
・水……30cc（せっかくのスペシャルパックですので、水は塩素が入っていないミネラルウォーターを使いましょう）
・容器……ハチミツやドレッシングを入れるような、キャップごと先が出っ張ったものがオススメです。１００円ショップで買えるもので十分です（下のイラストのようなもの）
※コーンスターチが1、ハト麦粉が４の割合を守っていただければ、量は必ずしも、表記の通りでなくてかまいません。コーンスターチはスーパーで、ハト麦粉はインターネット通販で手に入れることができます

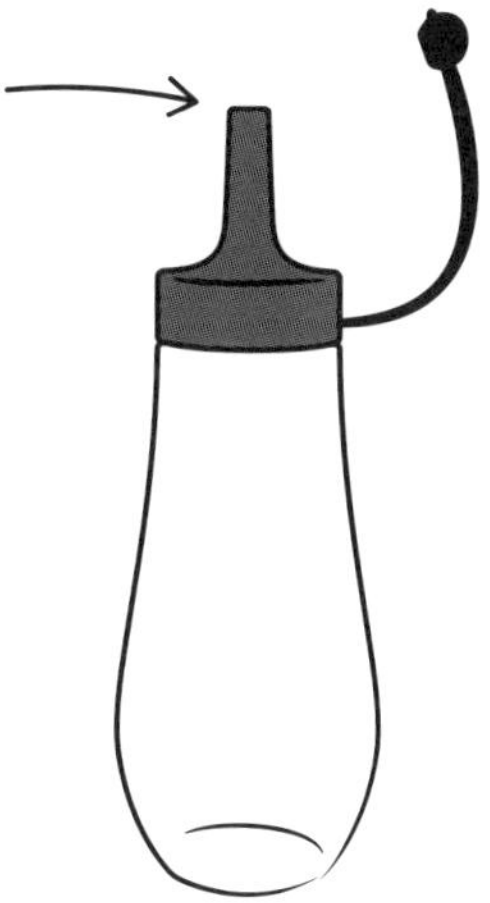

先端の穴（出口）が、少し狭くなっているものがよい。ただし、穴が小さすぎると中味が詰まってしまうので、穴の直径は３㎜以上が目安。先端を自分でカットして穴のサイズを自在にできる容器もあるが、先端が鋭利になって頭皮を傷つけてしまう場合があるので、そうではないタイプ（カットせずにそのまま使えるタイプ）を選んだ方がよい

【作り方】

1）ハト麦粉とコーンスターチを容器に入れます

2）ゆっくり水を注いで、ダマにならないようによく振って混ぜましょう

【使い方】

1）スペシャルパックは、シャンプー後に行います

2）よく振ってマヨネーズくらいの硬さになったら、少しずつ頭皮に塗り、頭皮全体に広げます

3）15分経ったらぬるま湯で洗い流します。どうしてもパックが残ってしまう場合は、シャンプーも使って大丈夫です

2）の後に蒸しタオルを頭に巻けば、パックの成分がさらに頭皮に浸透します。蒸しタオルの作り方にも触れておきますね。

1．フェイスタオルを水で濡《ぬ》らします

2．タオルを水が滴《したた》らない程度に絞ります
3．タオルを三つ折りにし、ビニール袋に入れます
4．電子レンジで1分程度（冬期は1分30秒）、500Wで加熱します。火傷しないくらいに冷ましてから使いましょう

市販の育毛剤を使いたい場合は、ここをチェック！

〝プーラ式〟育毛液を一番オススメしますが、どうしても市販品を使いたいし気になるという人のために、市販品の選び方も解説しておきます。

「発毛率●％」「必ず生える！」などと書かれた育毛剤が、ドラッグストアだけでなくインターネットでも本当にたくさん売られています。選ぶ基準がわからないため、値段やパッケージで決める人も少なくありません。でもそれでは、せっかく育毛剤を使っても、期待した効果が得られずに終わってしまいます。

「何を基準に選べばいいか」と聞かれると、私はまず、刺激が少ないものを勧めています。

薄毛に悩む人は、頭皮が荒れていたり皮脂が適量でなかったりと、頭皮の状態がよくない人が目立ちます。そんな頭皮に対しては、アルコールがたっぷり配合された育毛剤は刺激が強すぎます。まずは、アルコールの割合が低いものを選びましょう。

成分表示は、含有量が多い順に表示されています。

つまり、「水、エタノール」と書かれていれば、一番多い成分が水であり、次に多いのがアルコールということです。エタノールは、アルコールの一種です。

ただ、アルコールにも殺菌作用で品質を保持したり、水と混ざらない成分を溶かしやすくするなど、メリットはあります。

私が考える**アルコールの適切な濃度は5％程度**です。とはいえ、アルコールがどのくらいの割合で配合されているかは表示する義務がないため、判断するのが難しいかもしれません。それでも、**「エタノール」といったアルコール成分を示す表示が、なるべく後ろのほうに来るものを選んでほしい**のです。

男性は育毛剤に清涼感を求めるため、男性用育毛剤にはアルコールが多めに配合されているものが目立ちます。一方で女性用の育毛剤は、比較的アルコールの割合が少ないものが多いため、他に含まれる成分が近いのであれば、**女性用を選ぶのもひとつの手段**でしょう。

アルコールの少ないものの中でも、配合成分により、育毛剤は大きく次の2つの種類に分かれます。

①血行促進
・毛細血管を拡張し、血流を改善すると考えられる成分が配合されている
・配合成分：トコフェロール（ビタミンE）、センブリエキスなど

②栄養補給
・ビタミンなどの栄養を毛母細胞に届ける目的で作られたもの
・配合成分：ビタミンA、B、オトギリソウエキス、オウゴンエキスなど

美容師さんや整体師さんなどに頭皮が硬いと言われ、自覚症状として緊張気味の人は血行促進タイプがいいでしょう。

食生活に自信がなく、爪が白かったり（健康な爪はピンクがかっています）、ヒビが入りやすい人は栄養補給タイプがオススメです。

とはいえ、血行促進タイプの育毛剤にも栄養補給要素があり、栄養補給タイプの育毛剤にも血行促進要素が含まれることが多いです。

市販の育毛剤には「医薬品」「医薬部外品」「化粧品」がある

育毛剤には、「医薬品」「医薬部外品」、そして「化粧品」の3種類があります。

ドラッグストアやインターネットで買える育毛剤で「医薬品」といえば、医学的に効果が認められている「ミノキシジル」が含まれているものです。

病院でＡＧＡ（男性型脱毛症）治療をするときに処方されるのも、「ミノキシジル」を

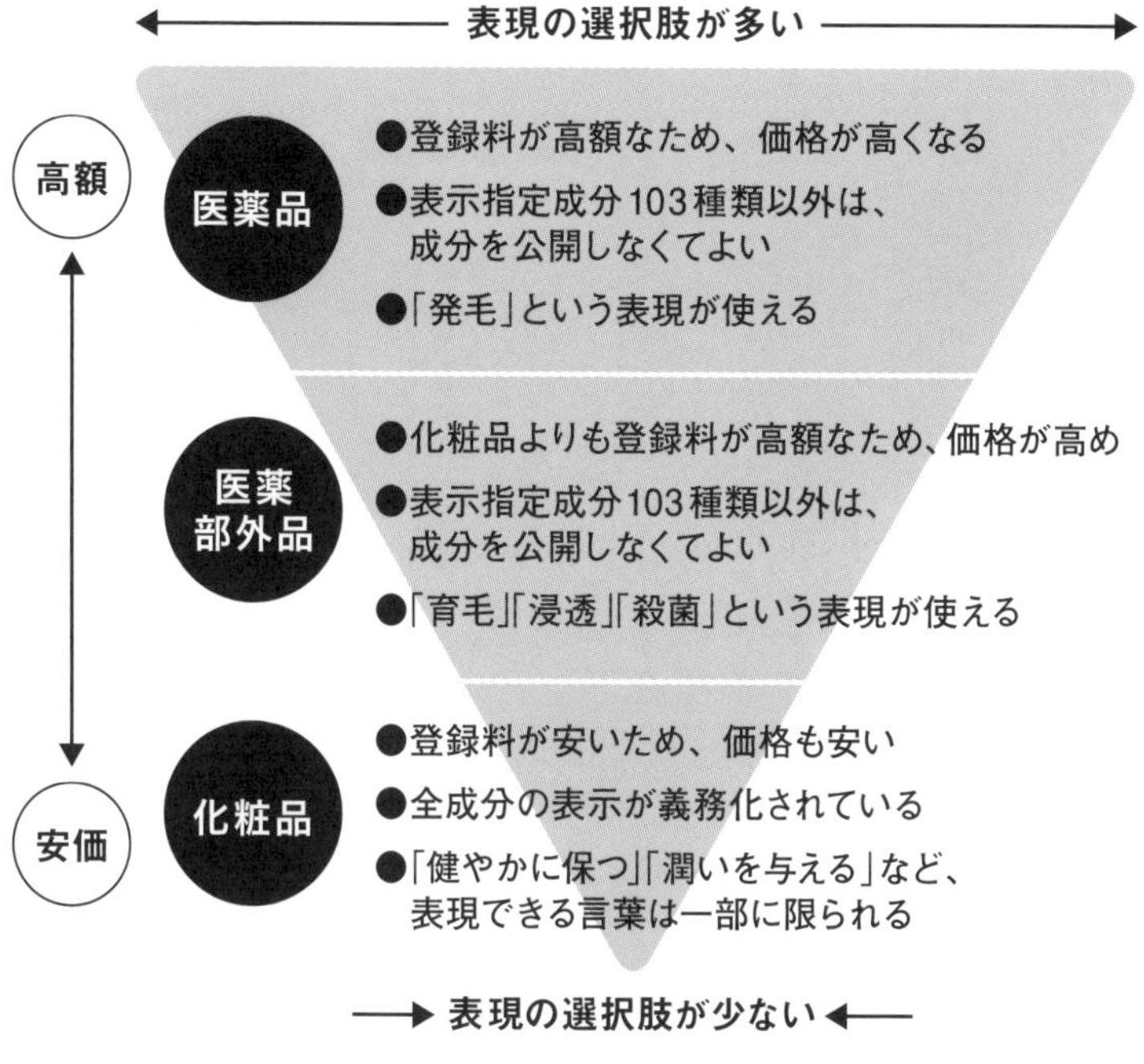
表現の選択肢が多い
高額
安価
医薬品
●登録料が高額なため、価格が高くなる
●表示指定成分103種類以外は、成分を公開しなくてよい
●「発毛」という表現が使える
医薬部外品
●化粧品よりも登録料が高額なため、価格が高め
●表示指定成分103種類以外は、成分を公開しなくてよい
●「育毛」「浸透」「殺菌」という表現が使える
化粧品
●登録料が安いため、価格も安い
●全成分の表示が義務化されている
●「健やかに保つ」「潤いを与える」など、表現できる言葉は一部に限られる
表現の選択肢が少ない

含有する外用薬と、「フィナステリド」という成分を含む飲み薬です。

「ミノキシジル」はもともと、高血圧の人のために血管を拡張し血圧を下げるための薬として開発されました。ところが、副作用として発毛効果が認められたため、臨床試験が実施されて、育毛剤にも使われるようになったのです。


「ミノキシジル」を配合する育毛剤は、確かに血管を広げて血流を促し、髪の毛に必要な栄養を供給する効果があります。

ただ、ひとつ問題があるのです。それは、頭皮の血管が細くなっている、そもそもの原因までは解消してくれないということです。

薄毛の悩みでヘッドスパサロンに来店される人は、ほぼ100%、頭皮がこり固まっています。**正しいシャンプーやマッサージで頭皮の状態を改善してあげないと、いくら「ミノキシジル」を振りかけても、やめればもとに戻ってしまう**のです。


また、発毛専門のクリニックでは、「ミノキシジル」と「フィナステリド」を併用する治療が一般的ですので、育毛剤ではありませんが、「フィナステリド」についても少し触れておきましょう。

「フィナステリド」も、そもそも前立腺肥大《ぜんりつせんひだい》の治療に使われていた薬です。ところが、「5αリダクターゼ」という男性型抜け毛の原因であるホルモンを抑制することから、抜け毛の治療にも使われるようになりました。

「フィナステリド」には髪の毛を増やす作用はなく、あくまでも「抜け毛の防止」です。そのため、飲用をストップすると抜け毛がどっと増えるため、やめられないという人がたくさんいるのです。

「フィンペシア」「プロペシア」という名称も見かけますが、これは「フィナステリド」の成分を使用している薬の名称です。

一時的に「ミノキシジル」や「フィナステリド」の力を借りたとしても、**同時に〝プーラ式〟を行い、頭皮そのものの状態をしっかりと改善すべきである**ことを強調しておきます。

そうすれば、「ミノキシジル」や「フィナステリド」の効果を享受《きょうじゅ》しつつ、使用をやめても髪が減ってしまう恐怖から解放されるはずだからです。

「ミノキシジル」や「フィナステリド」をどうしても使用したい場合、私は目安として**「2年以内」に抑えることを勧めています。**

3～6ヶ月使っても「ミノキシジル」や「フィナステリド」による育毛効果を実感できなかった場合は使用をやめてもらうようにも、私はお伝えしています。

「え～っ、もう10年使っているよ…」という人も、心配はいりません。

〝プーラ式〟で根本的な薄毛の原因を解消しながら、朝晩使っていたなら1日1回にする、慣れてきたら2日に1回にする、と、少しずつ回数を減らしていけばいいのです。使用年数や頻度《ひんど》にもよりますが、状態を整えながら様子を見て、数ヶ月単位で徐々に減らしていってください。

第3章

あなたの髪の洗い方は間違っている！

1

「オイルパック」の話

シャンプーで落ちない汚れがあるのを知っていましたか？

もしも、キッチンやバスルームの排水溝の汚れをほったらかしにしておいたら、どうなるでしょう？　いくら、シンク（流しの水槽《すいそう》）や風呂場のタイルを磨いていたとしても、いつかは排水溝に汚れが詰まって、水が流れなくなったり臭いが発生したりしてトラブルが起こります。

同じように、私たちの頭皮にも、毎日少しずつ汚れが蓄積しています。一般的には、この汚れは「皮脂」だといわれています。だからこそ、毎日シャンプーでしっかり皮脂を落としきることが、育毛に効果的だと考えられているのです。

でも正確に言うと、この汚れはただの皮脂ではありません。**育毛を邪魔する頭皮の汚れ**

とは、「酸化した皮脂」なのです。

皮脂は、頭皮のうるおいを保ち雑菌が繁殖しないように、弱酸性に維持する働きがあります。ただし、皮脂は分泌されてから48時間以上経つと、徐々に酸化が始まり「過酸化脂質」という物質に変わります。

この**過酸化脂質が実はクセモノなのです。なぜならば、脱毛作用がある**から…。しかも、**次に生えてくる毛にまで悪影響を及ぼすほどしつこいもの**です。過酸化脂質は毛穴をふさぐうえ、じわじわと毛穴に逆流します。

しかも過酸化脂質は、汗やほこり、シャンプーやトリートメントの流し残しなどの汚れと混ざり、頭皮や毛穴周辺にこびりつきます。こうして**頭皮に残った酸化汚れ（皮脂、シャンプー、ほこりなどが混ざって酸化したもの）は、どれだけ丁寧にシャンプーで洗ってもなかなか落とすことはできない**のです。

シャンプーでは無理でもオイルパックで落とせる！

排水溝にこびりついてしまった汚れは、あなたならどうやって落とすでしょう。強力な洗剤や漂白剤を使いますか？　それとも、ブラシやたわしを使って力を込めてゴシゴシこするでしょうか？

でも、私たちのデリケートな地肌に、そんな強い洗剤を使ったり激しくこすったりしたら、たちまちダメージを与えてしまいますよね。そんなことはしたくないでしょう。

実は、**頭皮の酸化汚れを落とす方法があります。それは、オイルパック**です。脂汚れは、同じ性質のオイルによくなじみます。脂は脂で溶かすということです。オイルでじんわりなじませてから、シャンプーで洗い流せばいいのです。

オイルパックに使うオイルは、植物性の天然成分100％のものを使ってください。

たとえば、ホホバオイル、オリーブオイル、ココナッツオイル、アーモンドオイル、セ

●オイルパック前　　●オイルパック後

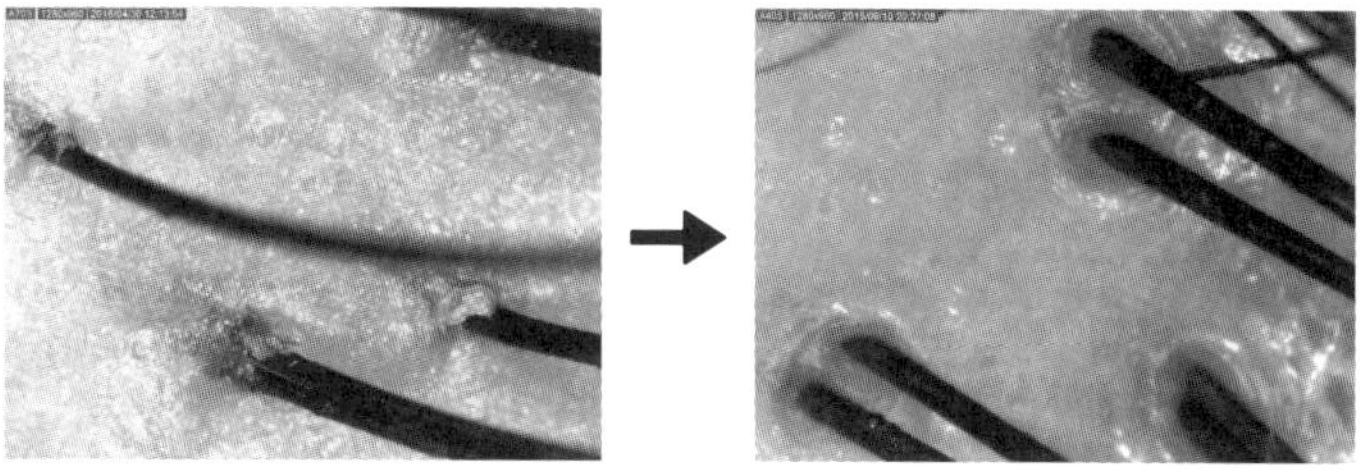

オイルパックにより、髪の毛と毛穴付近にこびりついていた汚れ（酸化汚れ）が取れ、毛穴が広がった

サミオイル、アボカドオイルなどです。

こうしたオイルは、アロママッサージにも使われますから、アロマのショップや、インターネットの通信販売で見つけることができます。

最近流行っているアルガンオイルを使いたい人もいらっしゃるかもしれません。ただ、アルガンオイルは栄養価と浸透性が非常に優れるものの、非常に高価であるのが難点です。私の勧めるオイルパックではオイルをたっぷり使う必要がありますので、アルガンオイルだと財布に厳しいでしょう。どうしても使いたいのであれば、美容液として少量を使用する程度にとどめることをオススメします。

オイルパックに使う植物性のオイルは、香りや流した後の感触などそれぞれに特徴がありますので、好みのものを選んでいただいてかまいません。

ただし初めて行うときは、肌になじみやすくさっぱりしているホホバオイルがいいでしょう。セサミオイルも軽い感触で使いやすいはずですので、オススメです。

植物性の天然成分のオイルでないとダメな理由

植物性の天然成分のオイルは、肌になじみ浸透しますので、必ずこれを使うようにしましょう。

なお、食用のオイルは使わないようにしてください。食用は製法が異なるからです。

「肌に優しい」とうたわれているベビーオイルもよさそうですが、科学的に合成した鉱物油が使われていることがあります。粒子が大きく、毛穴をふさいでしまうこともあるのでオススメできません。

また、化学的に合成された油は、不純物が含まれていることもあるので、せっかくのオイルパックが逆効果になってしまいます。

女性がメイク落としに使うクレンジングオイルも、オイルパックには使用しないでください。「メイク汚れのような脂汚れが落とせるくらいだから、頭皮の汚れにもいいんじゃないの？」と思うかもしれません。でも、メイク用のクレンジングオイルは、メイクの成分を分解するほど強いため頭皮には不向きです。

オイルパックのオイルが頭皮に残ってそれが酸化してしまうのでは？　という心配はいりません。詳細は後述しますが、オイルパックの後はシャンプーで2～3回洗い流しますのでそこでオイルは除去できるからです。翌日以降も皆さんはシャンプーで洗髪するでしょうから、仮に洗い残しがあってもそこでも洗い流せます。

アロマオイルを加えると、さらに効果が期待できる！

オイルパックも、薄毛のタイプ別に合うアロマオイルを加えると、さらに効果がアップします。タイプ別に使用するアロマオイルは「〝プーラ式〟育毛液」と同じです。

①頭頂部から薄くなる「O字タイプ」⇒ラベンダー

②生え際（前頭部）から薄くなる「M字タイプ（剃り込みタイプ）」と「A字タイプ（中央に入り込んで薄いタイプ）」⇓イランイラン
③全体的に薄くなる「全体タイプ」と分け目が目立つ「分け目タイプ」⇓ゼラニウム
④耳まわりから薄くなる「耳まわりタイプ」⇓ローズマリー

オイルパックは月に2～3回くらいでOK

【作り方】

使用するオイルの量によって、タイプ別に加えるアロマオイルの量を調整します。アロマオイルの割合は、

「キャリアオイル（先ほどまで触れましたホホバオイルやセサミオイル）99％に対し、アロマオイル1％」

にしてください。分量の量り方は、第2章でも触れました。P63～64をご覧ください。

これを容器に入れてよく振って混ぜ合わせます。容器は第2章での〝プーラ式〟育毛パ

ックと同じ、ハチミツやドレッシングを入れる容器（P69のイラスト）がオススメです。

【使い方】

1）オイルパックは、シャンプーの前に行います。ぬるま湯（37～38℃が理想）でまずは髪を濡らします

2）頭頂部に容器の先端を当て、オイルを押し出します。このとき、オイルが頭皮に直接塗られるように、容器の先端が髪をくぐって頭皮に届くようにします

3）頭頂部から放射状に塗っていきます。10本くらいの線上に塗るといいでしょう

4）2～3分間、マッサージをします。こうすることでオイルが頭皮全体によくなじみます。すると、オイルが持つ栄養分と殺菌作用もよく行き渡ります。第1章でご紹介したのと同じマッサージですが、ここでもう1度書いておきますね

1．両手のひらのつけ根にあるふくらみを、耳の上にあるくぼみにしっかり当てます

2．そして、両手を頭のてっぺんに寄せるように押し上げるのを繰り返し、耳の上の頭皮をほぐしましょう

オイルパックの塗り方

①頭頂部に容器の先を当てる

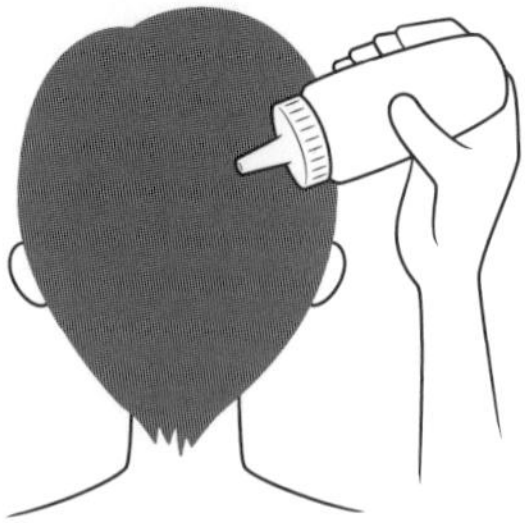

②頭頂部から放射状に、10本くらいの線に
沿うようにオイルを塗っていく。
生え際が気になる人はそこにも塗る

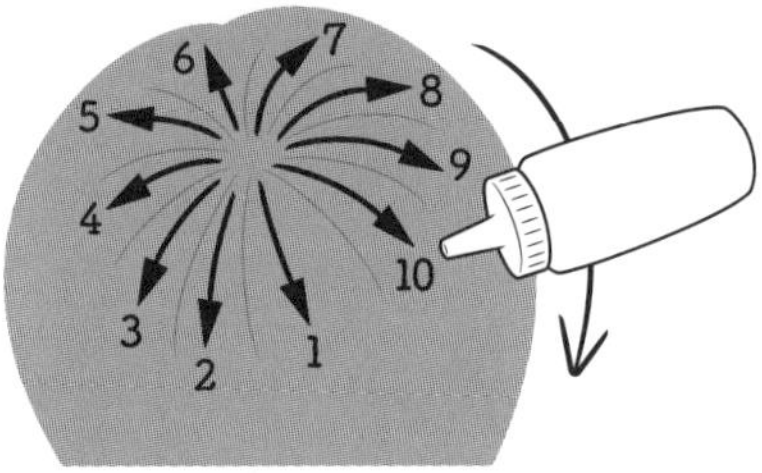

③P49の「頭皮持ち上げ」と同様のマッサージを
前頭部、後頭部も含めて2～3分行う。
こうしてオイルを頭全体になじませていく

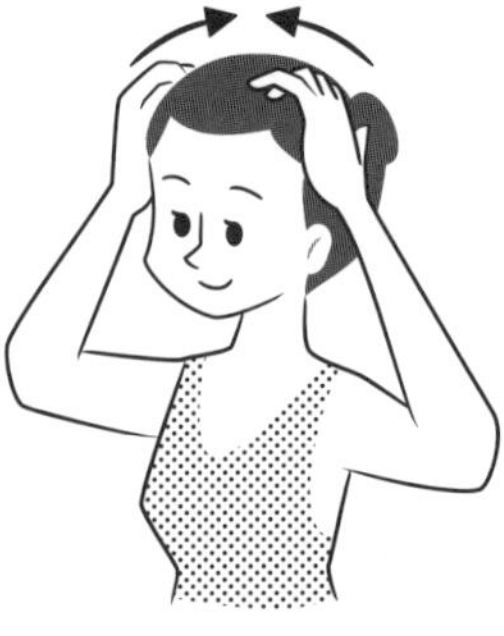

5）先のマッサージの時間も含め、15分間、そのまま（オイルが頭皮に塗られた状態）にします

6）ぬるま湯でざっと流した後、シャンプーで洗い流しましょう

なお、オイルパックは、シャンプーのたびにする必要はありません。**月に2～3回**、定期的に行うことで、酸化汚れが蓄積する前に落とすことができます。

ただし、オイルパックの経験がない人は、**最初は週に1度を1ヶ月ほど行ってみてください。**集中的に酸化汚れを取ると、地肌の様子が目に見えて変わってくるはずです。**脂臭かった頭皮臭の大半も気にならなくなります。毛が抜けては生えるというのを繰り返すヘアサイクルが安定してきます。**また、マッサージも念入りに行うことで、**頭皮がやわらかくなります。**

蒸しタオルを使えば、さらに効果が高まる！

せっかくオイルパックをするのであれば、効果がぐんと高まるちょっとしたコツをご紹介しましょう。

まずは蒸しタオルを用意します。蒸しタオルの作り方は、第2章のP70〜71に載せましたので、そちらをご覧ください。

蒸しタオルを頭に巻くと、保湿効果が高まり頭皮がよく温まります。するると、毛穴が開きやすくなります。頭皮につけたオイルが、毛穴の奥に詰まった汚れにまで届くようになります。脂汚れが分解されやすくなります。毛細血管が広がって、血流がよくなります。リラックス効果も高まります。このように、いいこと尽くめなのです！

2 「シャンプー」の話

皮脂を徹底的に洗い流すのは大間違い！

まずシャンプーの話をする前に、シャンプーでの洗髪にまつわる一般的に信じられている常識からお話ししましょう。

その常識とは、「皮脂がありすぎると、毛穴が詰まって髪が抜ける」。そのため、薄毛に悩む人ほど皮脂が残らないよう、頭皮はゴシゴシしっかり洗う傾向が見られます。

ところが、本当に髪の毛を育てたいと思ったら、実は**皮脂を取りすぎてはいけません**。皮脂を根こそぎ取ってしまうと、私たちの体は「大変だ！」とばかりにせっせと皮脂を生産するのですが、これが困った事態を引き起こしてしまうのです。大きく2つあります。

困った事態のひとつ目は、髪に栄養がいかなくなること。

皮脂をつくることばかりに栄養が偏ると、髪の毛に十分な栄養が回らなくなります。すると、髪の毛がやせ細ったり、抜けやすくなったりしてしまうのです。


2つ目は、洗いすぎて頭皮が乾燥してしまうこと。乾燥とは、(脂ではなく)水分が乏しい状態のことを指します。

乾燥するとホルモンバランスが崩れるため、脂を過剰に分泌してしまいます。こうして、皮脂だけは余分にあるというアンバランスな状態となるのです。この状態になると「脂ぎった頭」だと思って、また皮脂を根こそぎ除去したくなるのですよね…。脂が過剰にたまっては、またそれの徹底除去を繰り返す。こうした負の循環に陥っている人は非常に多いと思います。

保湿が育毛に必須であることはこれまでも触れてきました。乾燥がずっと続くわけですから、頭皮は確実に薄毛へと向かってしまいます。

なお、病院で「脂性《あぶらしょう》ですね（脂漏性湿疹《しろうせいしっしん》）」などと診断された人の大半は、実は今現在の頭皮の状況を伝えられているだけです。ステロイド剤を処方されたり、カビ菌の対策をされて終わります。脂性を解消するだけの、その場しのぎの治療をされるのです。

本来は、頭皮の乾燥を解消するのが必須であり、これをしない限り脂性はずっと続きます。

生粋の脂性は、女性ではほぼゼロ、男性で1割以下だと思います。実は、**本当に脂性の人は意外に少ない**のです。

シャンプー選びを間違えたら、どんなコンディショナーも効果なし

シャンプーは、多くの人が毎日行っています。ですので、シャンプー選びはとても大事です。**洗った後につけるコンディショナーよりも、シャンプー選びで薄毛対策は大きく左右されます。**「テレビでCMをやっていたから」「安売りをしていたから」などの理由で、

安易にシャンプーを選ばないようにしましょう。

もし、間違ったシャンプーを選び、髪と頭皮によくない方法で洗い続けたら…、大切な髪の毛はいったいどうなってしまうでしょうか。以下では、シャンプー選びで必ず知っておきたいことをまとめました。

「ノンシリコン」だから髪にいいとは限らない

ではいったい、何を基準にシャンプーを選べばいいのでしょう。

私の経営するヘッドスパサロンに来店する方に、「どんなシャンプーを使っているか」をたずねると、本当に多くの人が「ノンシリコンを使っています」と答えます。「ノンシリコン＝髪や頭皮に優しい、自然派シャンプー」だと思っているようです。

シリコンというのは、髪の毛をコーティングする成分です。シャンプーは髪と地肌の汚れを落とすのが目的なのに、コーティング剤が入っていると髪や頭皮に余分なものが残るのではないかという考えから、ノンシリコンシャンプーが作られています。

もちろん、「育毛」という観点からも、シリコンが入っているシャンプーより、配合されていないものを選ぶほうがいいでしょう。

ただ、**「ノンシリコン」を強調する一方で、悪い成分を使っているシャンプーがかなりあります。**「ノンシリコン」に目を向かせることで、悪い成分に目が届かないようにしているのかもしれません。

いずれにしても、「ノンシリコン」と書いてあったら何の疑いも持たずに選んでしまうことだけは避けてください。

ここで私が強調したいのは、**シリコンよりもはるかに髪と頭皮に悪い影響を与える成分があるということです。それは、合成の界面活性剤**です。

どんなシャンプーにも、洗浄成分として界面活性剤が含まれています。この界面活性剤は、大きく3つの種類に分けることができます。

①高級アルコール（動物や植物の油脂を加工したもの）

②石鹸《せっけん》（石鹸素地を加工したもの）
③アミノ酸（天然素材のアミノ酸を加工したもの）

この3つのうち、「①高級アルコール」が合成の界面活性剤にあたります。合成の界面活性剤は、安価に作ることができます。泡立ちがよいので、消費者からも人気があるようです。手頃な値段のシャンプーは、ほとんどが合成の界面活性剤を使っています。

透き通っていないシャンプーは薄毛の元凶

なぜ、合成の界面活性剤が髪と地肌によくないのでしょう。

第一に、**合成の界面活性剤は洗浄力が強すぎる**からです。シャンプーに使われる合成の界面活性剤は、食器洗いの洗剤と同じものです。食器についた油汚れをしっかり落とすように、**皮脂を根こそぎ洗い流してしまいます。**

次に、合成の界面活性剤には、「ラウレス硫酸アンモニウム」のように**発がん性**があるといわれていたり、「ラウリル硫酸アンモニウム」のように**発毛障害**があるといわれていたりする、**毒性の強い成分**が使われているからです。

シャンプーの成分は、いくら丁寧に洗い流しても頭皮に残ります。毒性が強いものが肌や毛穴についていたら、どれだけ育毛によくないか想像に難くないでしょう。

さらに、合成の界面活性剤は洗浄力が強いため、**頭皮にいる善玉の常在菌を殺してしまいます。**常在菌を殺してしまい、皮脂膜もない状態にしてしまうため、自然の環境とは程遠い頭皮環境になってしまうのです。

すると、**汚れが分解されにくくなり、過剰な皮脂でベタついたり乾燥してフケが出やすくなったりします。**

また、**ニキビができたり、皮膚が荒れてかゆみを伴う脂漏性《しろうせい》皮膚炎《ひふえん》になったりする**など、頭皮の環境が悪化するのです。

あなたが使っているシャンプーが、合成の界面活性剤を使っている可能性が高いのかを、簡単に見分けられる方法があります。それは、**「シャンプーが透き通っているか、いないか」**です。

透き通っているシャンプーは、アミノ酸系の界面活性剤を使っているシャンプーが多いです。合成の界面活性剤を使っているシャンプーは、例外なく白かったり別の色がついていたりします。

どうして、合成の界面活性剤のシャンプーには色がついているか、それには理由があります。合成の界面活性剤を使ったシャンプーは、洗浄力が強く皮脂を取りすぎるため、髪と地肌がパサパサしないように油分が含まれているのです。その油分を補充する過程で濁《にご》りが生じ、最後に着色されるわけです。

成分表記でシャンプーを見極める方法

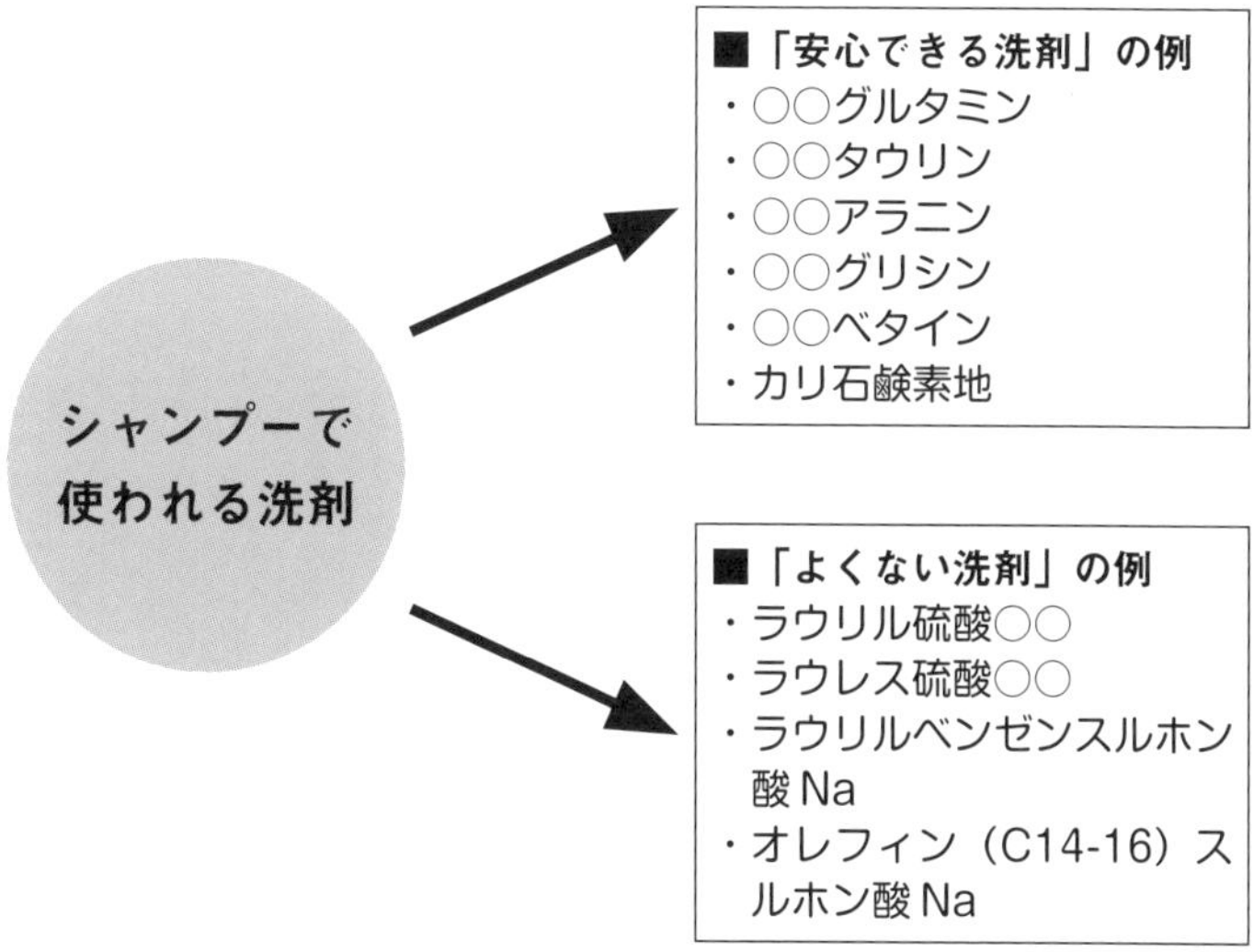

シャンプーで
使われる洗剤
■「安心できる洗剤」の例
・○○グルタミン
・○○タウリン
・○○アラニン
・○○グリシン
・○○ベタイン
・カリ石鹸素地
■「よくない洗剤」の例
・ラウリル硫酸○○
・ラウレス硫酸○○
・ラウリルベンゼンスルホン酸Na
・オレフィン(C14-16)スルホン酸Na

また、成分表示を見てチェックする方法もあります。成分表示は、含有量が多い順に並べるというルールがあります。たいていは1番目が「水」で、2~5番目に洗剤が記載されています。シャンプーの成分は水と洗剤だけで6~7割程度も占めるので、洗剤を注目するのは大事です。

その洗剤ですが、**「○○硫酸」と書かれた硫酸系は避けましょう。**たとえば、「ラウリル硫酸~」「ラウレス硫酸~」と書かれています。

「オレフィン(C14-16)スルホン酸Na」の表記も要注意です。ただし、先頭に近いほうで書かれていたらの話で、調整剤としての役割である中位以下の記載ならそこまで気にしなくていいでしょう。

頭皮環境に優しいシャンプーの見つけ方は、「アミノ酸　シャンプー」というワードで検索してみることです。

もしくは、**成分表示を見て「ラウロイル○○」「ココイル○○」といった界面活性剤が使われていれば、アミノ酸系のシャンプー**だといえるでしょう。

「湯シャン」が効果ある人は限られている

最近では、シャンプーを使わないで、お湯だけで洗う「湯シャン」が注目を浴びています。

70歳をすぎても髪の毛がふさふさしている男性作家がやっているから、「自分もそうなれるかもしれない」と期待して始める人も多いようです。

しかし、私は「湯シャン」で効果がある人は、極めて限定的だと考えています。なぜなら「湯シャン」では落としきれない汚れが、頭皮にどんどん蓄積されていくからです。

「湯シャン」が効果を発揮するのは、合成の界面活性剤を使ったシャンプーを長い間使い続けてきた人たちです。無理やり皮脂を取り続け、地肌が傷んでしまった人が、頭皮を休めるために一時的にやるのは効果的でしょう。

でも、健康な地肌に戻っても**「湯シャン」を続けると、頭皮に酸化汚れが蓄積していくことには変わりはありません。**そして今度は、合成の界面活性剤ではなく、酸化汚れが髪の生育を妨げてしまうのです。

03

「シャワー」の話

水道水の塩素は髪にかなり悪い

「〝プーラ式〟3ステップ育毛理論」のうちのひとつ、「毒素を与えない」でお話ししました、**髪と頭皮によくない「毒素」の最たるものが、水道水に含まれる塩素**です。

日本の水道水は、法律によって「0・1ppm以上の濃度を保つ」ことが定められています。つまり、家庭の蛇口から出る水には、必ず0・1ppm以上の塩素が含まれていることになります。一説によると、東京や大阪などの大都市では、1ppm以上の観測結果が出ることが多いといわれています。浄水場から近ければ近いほど塩素が濃いのは確実みたいです。

皆さんは子どもの頃、学校のプールの水に入れられている塩素で、目が真っ赤になったり皮膚がかゆくなったりした経験はありませんか。プールに入れる塩素は、「0・04ppm以上の濃度」と決められています。その基準より高い濃度で塩素が含まれる可能性がある水を、私たちは普段シャンプーするときに使っているのです。

これが、どれほど髪や頭皮の刺激になるか、皆さんは考えたことがあるでしょうか。

刺激になるだけではありません。塩素は、もともと水道水の中にいる病原菌などを殺し、消毒するために入れられています。非常に殺菌効果が高く、0・1ppmの濃度では、わずか1分半で大腸菌が全滅するといわれています。

そのため、毎日塩素が入った水でシャンプーをしていると、**頭皮にいる善玉の常在菌を殺してしまい、頭皮の環境が悪化してしまいます。**

また塩素は、**水中の有機物と反応すると、発がん性物質のトリハロメタンを生み出します。**そのため、塩素を含む水道水を肛門に噴射する温水洗浄便座が普及するにつれて、大腸がんが増えたという指摘もあるほどです。

塩素は一瞬で髪や頭皮に吸収される

水道水の塩素がどれだけ髪や皮膚に吸収されているか、一目でわかる簡単な実験があります。水に溶かすと塩素の量に反応して、ピンクの色がつく残留塩素測定用試薬という薬剤を使う実験です。

まず、蛇口から出したばかりの水に、この薬を入れてみましょう。すると、鮮やかなピンク色になります。

次に、カップを2つ用意します。

水道水をカップに入れ、ひとつのカップには髪の毛を10秒間浸します。

もうひとつのカップには、指を10秒間挿し入れたままにします。

そして、両方のカップの水に、この薬を入れてみます。

すると驚いたことに、水にはほとんどピンクの色がつきません。

たった10秒ですが、水道水に含まれる塩素が、髪の毛と皮膚（もちろん頭皮も含めて）

にほとんど吸収されたことがわかります。

（※この実験の様子は、巻頭のP6~7に載せています）

いったん設置すればいいだけだから、超簡単！

「育毛」を真剣に考えるなら、髪を洗う水から塩素は絶対に除去しなければなりません。

といっても、塩素を取り除くのは難しくありません。やることは、シャワーヘッドを塩素除去するものに取り替えるだけです。いったん設置してしまえば、これまでたっぷりと浴びていた毒素が取り除かれますから、その効果はてきめんです。

シャワーヘッドの交換は、私のヘッドスパサロンに来る人にも必ず勧めています。すると、シャワーヘッドを変えただけで「かゆみがなくなった」「髪にツヤとコシが出てきた」など、多くの喜びの声が上がりました。しばらく使った人からは「髪が増えた」とも言われました。

育毛というと育毛剤を真っ先にイメージされる人が多いです。でも、まだ万人に効く育毛剤がない以上、育毛剤にお金をかけるよりも毒を入れないことにお金をかけたほうが、コストも安くよい状態に導けるといえるでしょう。

なお、塩素除去のシャワーヘッドは、タイプにもよりますが定期的にカートリッジなどを交換する必要があります。その時期だけ、忘れないように気をつけましょう。

シャワーの水温を間違えると薄毛になる

私は、ヘッドスパサロンに来る方全員に、「普段はどうやってシャンプーをしているか」をたずねます。

すると、特に男性に多いのが、「皮脂をしっかり洗い流すため、熱めのお湯を使っている」という洗い方です。40℃くらいの水温で洗うとすっきりするという意見が大半でした。

また、中には、「朝、目が覚めるように、42℃に設定してシャワーを浴びている」という人もいました。

しかし、**育毛を考えるのであれば、実は40℃以上では水温が高すぎます。**熱すぎるお湯は、皮脂を過剰に奪ってしまうからです。

だからと言って、**35〜36℃だと低すぎます。**

頭皮には、おでこや鼻の頭の2倍の皮脂腺があります。そのため、ぬるすぎるお湯だと不要な皮脂まで残り、酸化汚れがたまりやすくなってしまいます。

髪と地肌に最適な水温は、37〜39℃と、少しだけぬるめの水温なのです。

4 「髪の洗い方」の話

指先よりも手のひらを使いましょう

シャワーヘッドを取り替え、水温を少しぬるめにし、合成の界面活性剤を使っていないシャンプーを選んだ。ここまで来れば、あと一息です。

普段行っている「髪の洗い方」を見直せば、毎日のバスタイムが「育毛タイム」に変わります。

あなたは普段、どうやって髪の毛を洗っていますか？

9割以上の人は、指の腹や爪でゴシゴシまんべんなくこすっているはずです。でも実は、これが大きな間違いなのです。

誰も、顔を洗うときに、指や爪でゴシゴシこすらないはずです。体だって、指や爪でこすったりしないでしょう。こんなことをしてしまうと、頭皮に刺激が強すぎて傷つきます。また、乾燥を引き起こしたり、洗いムラも出やすいのです。

シャンプーをするとき汚れを落としてくれるのは、シャンプーの泡です。いくらゴシゴシこすっても指先や爪は毛穴には入りませんが、泡はしっかりと入り込み汚れを浮かせてくれます。**まずは、しっかりと泡立てて、頭皮に泡が行き渡るようにすることが大切**です。

そのうえで、第1章のP49〜50でご紹介した「万能型マッサージ」の「耳の上の頭皮を手のひらで持ち上げる」を行います。両手のひらのくぼみと両手の指の腹を使い、耳の上の頭皮を、頭のてっぺんの中央に向かって4〜5回押し上げます。同じように後頭部と前頭部も、上へ上へと押し上げてください。

ポイントは、決してこすらず、重力で引っ張られて縮んだ毛穴を持ち上げて開くつもりで行うことです。毛穴が開けば、自然と**余分な皮脂が出やすくなるはずです。洗いムラがなくなり、血流までよくなります。**

また、今まで髪にとってマイナスであったゴシゴシの時間を、もみ上げにつかうことでケアまでできてしまいます。

毛穴が広がる状態を作っておけば、ひとつの毛穴から生える髪の量が多くなり、毛が太くなるのです。逆に小さい毛穴から生える髪は、少なく細くなってしまいます。

なお、天頂部は、手のひらで顔を洗うように優しく洗えばOKです。

「頭皮がかゆくて仕方ない」という人は、実はゴシゴシ洗いすぎて、頭皮が傷つき炎症を起こしていることがほとんどです。「ゴシゴシこする↓炎症が起きる↓かゆいから、もっとゴシゴシ洗う↓炎症が酷くなる」

という悪循環にはまっているのです。

また、合成の界面活性剤のシャンプーで洗いすぎて、善玉の常在菌がいなくなってしまっていることもあるでしょう。

フケが多い人も、ゴシゴシ洗いすぎていることが多いようです。

頭皮が正常に新陳代謝を行っていれば、はがれ落ちる皮膚は目に見えないほど細かいものです。それが、フケのように大きな角質細胞がはがれるということは、ゴシゴシ洗いすぎて皮膚が傷ついていたり、皮脂を取りすぎて乾燥していることが原因だと考えられます。

美容院に行くと、頭皮を隅から隅までゴシゴシ洗ってくれて、「かゆいところはございませんか？」と聞かれますが、実はあれは洗いすぎだったのです。

シャンプーの基本は2度洗い

洗浄力の強いシャンプーを使っている人は、1度洗いですっきりした気分になることが多いようです。

でも、シャンプーの基本は2度洗いです。最初のシャンプーは、皮脂、汗、ほこりなどの、その日の汚れを落とすために行います。そして2度目で、じっくり頭皮マッサージをするわけです。

1）まず、髪の毛と頭皮全体を、シャワーのお湯で流します

実は、ここはシャンプーの重要な工程のひとつです。

「ざっと濡らすだけでいいや」と考える人がほとんどだと思いますが、ここでしっかりほこりや汗を流しておくことで、1度目のシャンプーの泡立ちがよくなり、ゴシゴシこすらなくても汚れをしっかり落とすことができるようになるのです。また、この段階で血流がよくなり、毛穴が開きやすくなります。

まずは、両手の指を、髪の毛の間に差し入れます。

そして、手のひらを軽くくぼませ、そこにシャワーの水をためます。両手のひらに水をためて、顔を洗い流すのと同じことを頭皮にも行うと言えばわかりやすいでしょう。手のひらにたまった水を、タプタプと頭皮に当てて洗い流しましょう。こうすることで、シャワーのかけ流しよりも頭皮を温めることもできるのです。

2）次に、1度目のシャンプーをします

シャンプーは、手のひらに取ってから軽く泡立てます。泡が頭皮全体に均一に行き渡る

ように、なでる感じにします。そして、泡を地肌に押しつけるようにし、最後に洗い流します。

シャンプーを直接頭皮につけるのはやめましょう。そこから泡を広げることになるので、泡の濃い部位と薄い部位が出てきてしまうからです。

なお、1度目のシャンプーではマッサージまでしなくてかまいませんし、むしろしないほうがいいです。1度目の泡は、汗や脂、大気中のほこりや雑菌とシャンプーがミックスされたものであるからです。この泡をマッサージで丁寧に頭皮になじませると、かゆみなどを引き起こすことがあります。

3）2度目も、シャンプーは手のひらに取ってから泡立てて頭皮になじませます

ここで、しっかりと頭皮マッサージを行いましょう。2度目の泡の成分はシャンプーのみで清潔なので、これで手を滑りやすくしてマッサージを行っても問題はないわけです。

男性は前頭部、女性は後頭部が汚い…

マッサージをした後は、シャワーの流水でシャンプーを丁寧に洗い流します。

洗い流し方は、厳密な方法はありません。シャンプーをする直前に行ったようなお湯でタプタプとする方法でもいいですし、シャワーを手に取って色々な角度から流すのもよいかと思います。

ただ1点だけ、男性と女性では気をつけることが違います。なぜなら、男性と女性では洗い流すときの姿勢が異なるからです。

ほとんどの男性は、うつむいて後頭部から洗い流します。

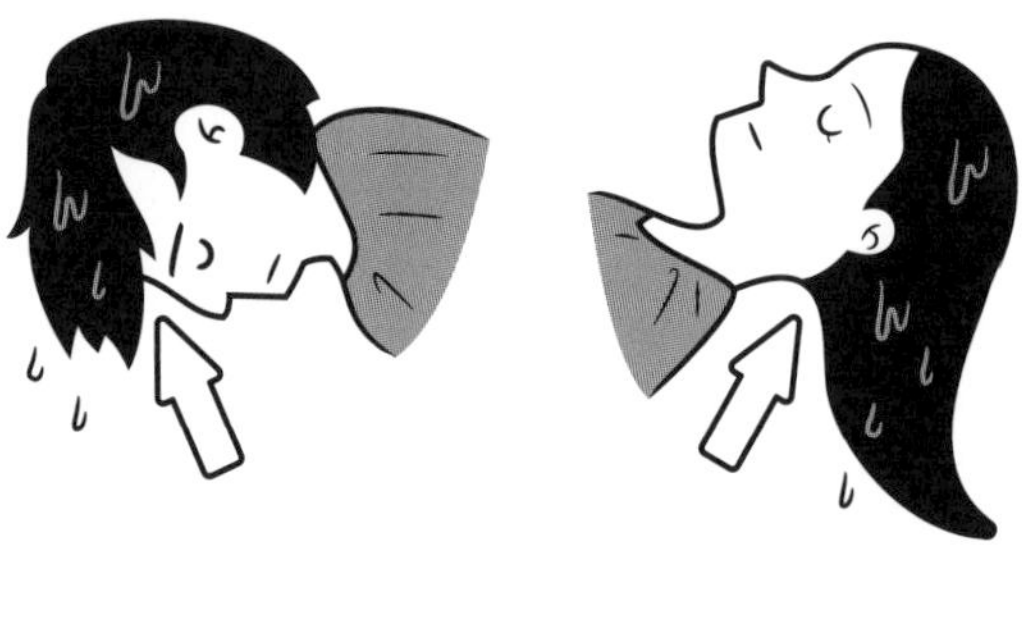

逆に、女性は上を向いて、額からシャワーの水を浴びることが多いはずです。なぜなら、女性の髪は男性よりも長いので、うつむいて洗うと、顔を起こしたときに髪の毛が絡みやすくなるからです。

そのため、男性は前頭部（生え際）、女性は後頭部の首のつけ根部分に、シャンプーの流し残しが多くなります。そして、洗い残しが積み重なると、頭皮の臭いの原因になります。

そこで、**男性は生え際を、女性は後頭部の特に首に近い部分を、しっかりと洗い流すようにしましょう。**

5 「髪の乾かし方」の話

ドライヤーは基本的に使わない

シャンプーが終わったら、タオルを使い水気を拭き取るタオルドライをします。

このときも、地肌をゴシゴシこすらずに、軽くポンポンと当てるようにします。ロングヘアーの女性の場合は、髪をタオルで包むようにして、タオルを軽く叩くと水分を除きやすいでしょう。

〝プーラ式〟では、基本的にドライヤーは使いません。

なぜなら、ドライヤーの熱風が頭皮を乾燥させてしまうからです。

一般的なドライヤーは、5㎝離れた距離で100～110℃程度に設定されています。

100℃以上の熱風を顔に浴びせたら、目や肌がヒリヒリして顔を背けたくなるはずです。頭皮も同じ皮膚なのですから、ドライヤーをむやみに使うと痛めてしまいます。

また、人間の体温は36℃程度あります。そのため、特に根元から5㎝くらいの髪は、シャンプーしてから15分もすれば自然に水分は蒸発します。

こう言うと、「自然乾燥させると、乾くまでの間に雑菌が繁殖しませんか？」と、よく聞かれます。

もちろん、洗ってすぐに髪が濡《ぬ》れたままで寝てしまうと、根元も乾きづらく雑菌が繁殖する可能性が高くなります。

ただし、シャンプー後に寝床に入らずしばらく起きているのであれば、髪の毛が短い男性ならほとんど乾くはずです。**男性なら15分、ロングヘアーの女性でも80分ほどで、タオルドライだけで自然乾燥ができてしまうのではないかと思います。**

シャンプー後、すぐに寝たいとき、もしくは髪がかなり長くてなかなか乾きづらい女性に限っては、ドライヤーは時折使ってもいいかもしれません。でも、極力使わないようにしたいところです。

止むを得ずドライヤーを使う場合、なるべく頭皮に直接風がかからないように、角度を工夫しましょう。ほとんどの人は、しっかり乾かそうと頭に向かって横から風を当てます。すると、頭皮にも風がいっぱい当たるので乾燥してしまいます。

ドライヤーはなるべく、上から下に向かって、髪の毛だけに風が当たるように使いましょう。

また、温風ではなく**冷風にすると、頭皮への影響はかなり軽減**されますので、冷風にしたほうがいいです。

低温風&遠赤外線を使う**「スカルプ用」の機能が搭載されたドライヤー**も、従来のものよりも頭皮に優しくなっていますので、こちらを購入するのもいいでし

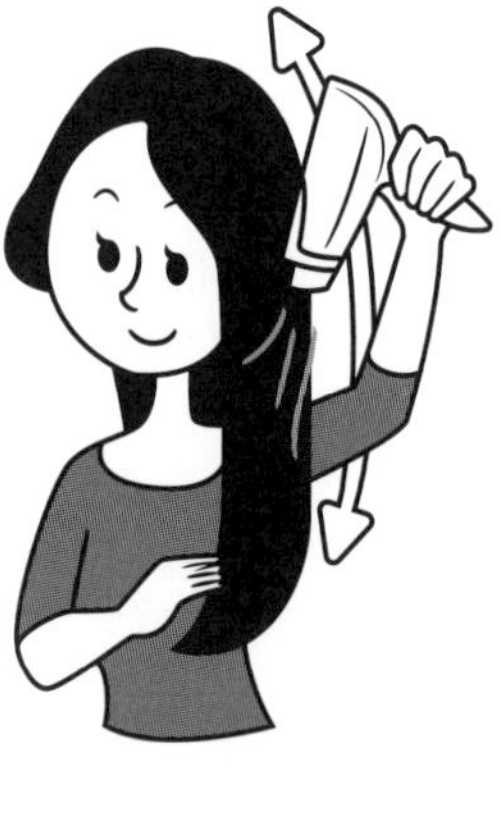

よう。

6 「紫外線」の話

顔だけじゃない、頭皮も紫外線から守ってあげよう

最後に、紫外線の話もしましょう。紫外線も塩素や過酸化脂質と同じく、髪にとっては毒素となるのでついでにお話しします。

紫外線が肌を老化させることは広く知られています。しかし、顔や体には一生懸命日焼け止めをつける人でも、頭皮の日焼けには無頓着《むとんちゃく》です。

頭は私たちの体の中でも一番上にあるため、顔の2倍以上の紫外線を浴びているといわ

れています。そのため、日差しを浴び続けていると、髪の毛の生育に悪影響をもたらします。

頭皮が日焼けをすると、顔や体の皮膚と同じように、コラーゲンやエラスチンといった肌の弾力成分が破壊されます。すると、頭皮が硬くなり毛穴が収縮してしまいます。

また、強い太陽の光を浴びると、汗や皮脂が酸化しやすくなります。たとえて言えば、天ぷらの油を何度も使い回して熱すると黒く酸化するのと同じです。過酸化脂質がどんどん作られて毛穴に入り込むと、今生えている髪の毛だけでなく、これから育とうとしている毛まで痛めつけます。

特に夏は、強い日差しで毛根が痛めつけられます。紫外線のダメージが表面化するのは、およそ3ヶ月後です。

つまり、6月に日差しを浴びていれば、9月に。7月であれば10月に。そして、8月であれば11月にと、秋になると弱った毛根から髪がどっと抜け落ちるのです。ヘッドスパサロンでも、9月、10月、11月は、その他の月の3倍以上、問い合わせが殺到します。

日差しが強い時期は、できるだけ帽子をかぶる、日傘をさすなどして、物理的に紫外線を遮断《しゃだん》するように心がけましょう。

帽子をかぶったときの蒸れがよくないという説がありますが、毎日シャンプーを行い、清潔な帽子であれば問題ありません。紫外線の害を避け、清潔な帽子を積極的にかぶってください。

第 4 章

食事に気を配れば髪はもっとよくなる!

トレーニングジムのダイエットで薄毛になった…

「〝プーラ式〟３ステップ育毛理論」をベースにしたメソッドをこれまで紹介してきました。これらを実践していただければ、髪の毛を育てるための環境がしっかりと整います。

そのうえで余裕があったら、**食べるものにも気を配ってみましょう。なぜなら、あなたの体、そして髪の毛は食べたものでつくられるから**です。

そのことを示す、ひとつの例をあげましょう。

近年、「炭水化物抜きダイエット」が流行っています。お米やパン、パスタなどの炭水化物を減らすだけで、肉や魚、そしてお酒など、好きなものをやめる必要がないことから「気軽にできる」と人気を集めています。

ところが、ヘッドスパサロンに通っている30代の女性が、炭水化物抜きダイエットをして、みるみる髪が薄くなってしまったことがあるのです。

この女性は、あるとき「分け目が気になる」と、ヘッドスパサロンに通い始めました。3ヶ月ほどすると、細くなっていた髪の毛が少しずつしっかりしてきて、「あと一息」で分け目が目立たなくなる段階に達したのです。

それなのに、その2ヶ月後、ヘッドスパサロンに来店されたときは、何と最初に薄毛に悩んでいたときよりも、もっと髪の毛が薄くなってしまっていました。

「何か、変わったことをしましたか？」「生活習慣が変わったのですか？」

とたずねたところ、

「実は、ダイエットのために、マンツーマンのレッスンを受けた」

というのです。

テレビのコマーシャルなどで「2ヶ月で結果を出す！」と有名なジムに行ったところ、トレーニングとともに食事の指導もされたそうです。

そして、**その内容は摂取する炭水化物を大幅に減らすもの**でした。**体重は見事に10kg減**

り、スタイルがよくなって引き締まったのですが、髪が抜けてしまったのです。

髪の毛と爪は、栄養がいくのは後回し

この女性だけではありません。私のまわりでは数十人の人たちが、極端な栄養制限をしたダイエットで髪が薄くなった経験をしています。

炭水化物、特に、精製された小麦で作られたパンや白米などを食べすぎると、血糖値が急激に上がるため、それを抑えるためのインスリンが過剰に分泌されます。インスリンには脂肪の分解を抑制し、合成を高める働きがあるため、パンや白米を食べすぎれば確かに太りやすくなるでしょう。

そのため、短期間でダイエットしたいときは、炭水化物を減らしたくなる気持ちもわかります。

しかし、炭水化物は、私たちが活動するエネルギー源となる大事な栄養素のひとつです。

極端に減らしてしまうと、体は栄養不足に陥ります。

すると人間の体は、生きていくために必要な器官へ優先して栄養を送り始めます。そして、**生命活動に直接影響しない部分が、後回しになってしまう**のです。

心臓が止まったら、血液が流れなくなってしまうでしょう。また、肺が弱れば呼吸ができなくなり、内臓が働かなければ、食べ物を消化して栄養にすることができなくなります。

そこで、**食事制限で真っ先に影響を受けるのが、髪の毛や爪などの末端部分**なのです。

食事は、何よりもバランスが大切です。たとえダイエットをするときでも、**髪の毛のことを考えたら、炭水化物は一切食べない、肉や魚は絶対に口にしないといった極端な食事制限はしないようにしましょう。**

それと、朝食はしっかり摂りましょう。**育毛のためなら、3食の中で最も大切なのは朝食**です。

昼や夜に摂る栄養は、活動後の食事のため、筋肉の生成やホルモン分泌に消費されやすい傾向があります。朝食のほうが、育毛のためにしっかりと栄養が使われる傾向が強いのです。

カツ丼はM字ハゲ、ラーメンはO字ハゲのもと？

また反対に、同じものばかり食べ続けるのも、髪の毛によくありません。特に男性は、丼《どんぶり》ものやラーメンなど手軽に食べられるものばかりで、昼も夜も食べ続けがちです。

実は面白いことに、食べ物の好みによってある程度、薄毛のタイプを予測することができます。

まず、**カツ丼をはじめとして、焼肉やハンバーガーなどの脂っこいものを好んで食べる人は、「M字タイプ」「A字タイプ」になりやすい**といえます。

なぜなら、眼精疲労を解消するには、ニンジンやほうれん草などの緑黄色野菜や、アジやサバなどの青魚が効果的だからです。脂っこいお肉ばかり食べていると、こうした食品が不足しがちになります。すると、目の疲れがどんどん蓄積して頭皮がこわばり、「M字タイプ」「A字タイプ」に近づきます。

また、**何にでも醤油をかけないと気が済まない、または、ラーメンのように味が濃いものを食べる人は、「O字タイプ」になりやすい**でしょう。

塩分を多く含む食品を食べると、血圧が高くなりがちです。この状態が続くと、血液の流れが少しずつ滞り、頭頂部の血行が衰えてくるのです。

お茶やコーヒーとは別に、常温の水を飲む

味の濃いものやしょっぱいものを食べすぎていなくても、私たちの体は常に水分を必要としています。

人間は、毎日2~3ℓの水分を、汗や尿や呼気によって失っているといわれています。

そのため、失われた水分はこまめに補給して、体の水分を一定に保つ必要があるのです。

水分が不足すると、真っ先に血液が粘り気を帯び始めます。すると血流が悪くなり、頭

皮のような末端にある毛細血管に、栄養が届きづらくなってしまうのです。

体重や季節によって飲むべき量は異なりますが、**1日1ℓを目安にしましょう。厳しい場合は、1日500mlからスタートしても大丈夫です。**

ちなみに、お茶やコーヒーなどの嗜好品《しこうひん》は、この中に含まれません。純粋に「水」で飲むべき量が、この量なのです。

なぜならお茶やコーヒーには、水以外にカフェインなどの他の働きをする成分が含まれているからです。特にカフェインは利尿作用を促すため、**お茶やコーヒーを1日に必要な水分量にカウントしないようにしましょう。**

そして、**水はできるだけ常温で飲むようにしましょう。**冷たい水は、内臓を冷やし血行を悪くします。

また、1度にがぶ飲みすると、体に行き渡る前に排泄されてしまいます。**「喉《のど》が渇《かわ》い**

た」と思う前に、少しずつ口にするようにしてください。

オリジナルベジブロスで髪がイキイキ！

私は、自分が薄毛で悩んでいたとき、マッサージやシャンプー以外にもあれこれ生活習慣を変えて試していました。

その中で、一見地味に見えますが、続けることで「髪によい影響を与えたな」と実感したものをここでご紹介します〝プーラ式〟オリジナルベジブロスです。

作り方はとても簡単。

【材料】
・キャベツ4分の1個
・ブロッコリー1個
・ニンジン2〜3本

・トマト2～3個

【作り方】

1）キャベツの外側の葉を手でちぎって食べやすいサイズに、ブロッコリーは茎を残しつつ食べやすいサイズに切り分け、ニンジンはヘタを取って皮は残したまま輪切りに、トマトはヘタを取ってクシ型に切ります

2）材料の野菜が全部しっかり浸るほどのミネラルウォーターを鍋に入れ、強火にかけて沸騰させます

3）1）の野菜をすべて鍋に入れます

4）15分弱火で煮込めばオリジナルベジブロスの完成です

以下、野菜ひとつひとつの効能をみていきましょう。

●キャベツ

ビタミンU（キャベジン）が豊富で、胃の働きを高め消化をよくする。中医学でみると、

髪の健康状態と関わりの深い腎の働きも改善する。

●ブロッコリー

腎の働きを高め、虚弱体質の改善にもよい。抗酸化作用が高く、免疫力アップの働きがあるため、老化防止や高血圧の防止にも役立つ。

●ニンジン

ビタミンAを豊富に含み、血を養い肝臓の働きを高め、視力低下の改善などにも効果的。

●トマト

胃や肝臓の働きを高め、解毒作用があり美肌にもよい。トマトに含まれるリコピンには、ガンや動脈硬化を予防し、免疫力を高める効果がある。

以上4つの野菜がスタンダードです。

他にもお好みで、こんな野菜を入れてみるのもいいでしょう。

●クコの実

肝臓と腎臓を養い、滋養強壮効果や視力を回復する作用がある。

●ナツメ

低体温、虚弱体質にオススメ（高血圧や暑がりは不向き）。血と気を養う。脾臓《ひぞう》と胃を丈夫にする。体温が高くなる。

余熱を冷ました後、冷蔵庫に入れておけば、**ベジブロスは約1週間使えます。**

活用法は実に様々。

まずは、**スムージーが作れます。このベジブロスにリンゴ4分の1個、バナナ半分を加**

えてミキサーに入れるだけ。全く野菜の味がしません。

小鍋に移し、味噌汁、カレー、野菜スープなどの料理を作るときにも活用できます。


使い始めて数日で、便通がよくなり、体温が高くなり、肌がきれいになる場合が多いです。そして半年もすると、髪と爪がきれいになっていきます。

海藻よりも、大豆など植物性タンパク質を！

「わかめが髪にいい」と信じている人が少なくありません。

彼らは「髪が薄くなってきたので、せっせと食べています」と言うのですが、残念なことに、わかめを食べたからといって、その栄養が髪の毛になるわけではないのです。

なぜなら、**わかめを含む海藻には、髪の毛の材料となるタンパク質がほとんど含まれていない**からです。

ただし、海藻類に含まれるヨードは血液の流れを促す働きがあるので、間接的に抜け毛や薄毛を予防します。

育毛に効果的なタンパク質が豊富なのは、何といっても大豆などの豆類です。

タンパク質という栄養面では肉なども同じなのですが、肉などの欧米の食文化が日本に浸透したのは、ここ数十年という非常に短期間。その前の膨大な期間で形成された私たち日本人の腸や酵素は、ずっとお世話になってきた豆類のほうが相性はよく、肉の消化にあまり向いていません。そのため、植物性のほうが吸収力に長けています。

外国人が刺身を食べてお腹を下しやすいのも、外国人が生食に向いていないからです。

なお、タンパク質だけを摂っていれば問題ないかと思いがちですが、**タンパク質は他の5大栄養素も一緒に摂らないと、小腸で吸収されない、つまり体に取り込まれない**のです。**他の5大栄養素とは、炭水化物、脂質、ビタミン、ミネラル**です。

タンパク質を摂るのは必須ですが、かといってそういった食べ物ばかりを選ぶのも間違っています。当たり前に聞こえるかもしれませんが、**いろんな食材を摂る栄養バランスの**

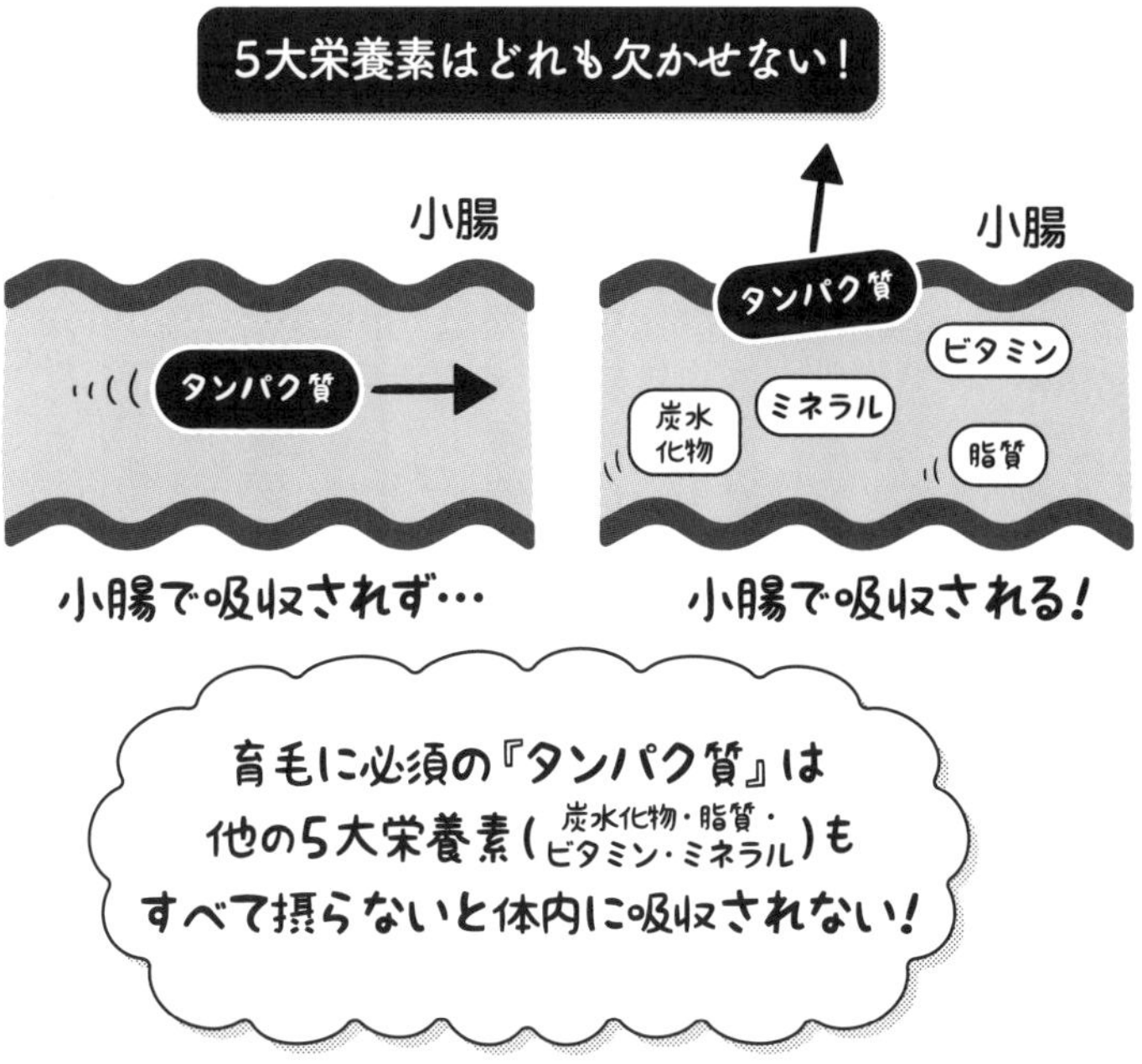

いい食事を心がけましょう。

わかりやすいのは、**丼物など単品を選ぶより、定食を選ぶ**ことです。主食、主菜、副菜2品、汁物といったような組み合わせは、栄養バランスの取れた食事になりやすいです。大豆などの豆類からタンパク質を摂ることを考えますと、冷奴などがあるといいでしょう。

お酒は必ずしも髪に悪くない

髪の毛を育てようとするとき、食べ物や飲み物に関して多くの人が心配するのがお酒です。「お酒の飲みすぎは体に悪いらしいから、髪にも悪いんじゃないか……」と考えるのでしょう。

しかし、お酒が好きな方によいニュースがあります。**大量に飲まなければ、実はお酒は育毛によい影響を及ぼします。**お酒は血行を促し、体を温めてくれるからです。

ただし、あくまでも適量です。ここでいう**「適量」とは、翌日に喉が乾くことなくすっきりと目が覚める量を指します。**

深酒は育毛に悪影響を及ぼします。お酒をたくさん飲むと、分解のために体内の水分が使われるので喉が渇きます。こうして脱水状態が続くと、頭皮が乾燥しやすくなるため、髪の毛に悪い影響を与えてしまいます。

お酒を飲むときには、意識してお酒と同量の水を一緒に飲むのもいいでしょう。

また、お酒にも色々な種類がありますが、**特にオススメは日本酒**です。

日本酒には、アデノシンという成分が豊富に含まれています。このアデノシンには、血管を拡張して血液の流れを促す働きがあり、髪の毛をつくりやすい環境に整えてくれるのです。

一方で、ビールやウイスキーは体を冷やしますので、特に寒がりには不向きです。

育毛に効果的な血流をよくする食材は？

髪に栄養を届けるのは血液です。

そのため、**心臓から遠く体の末端にある頭皮まで血液が行き届かせ、頭皮の血流もよくすべき**です。そうしないと、頭皮の細胞がじわじわと弱ってしまいます。

そこで、いつもの食事にちょっとプラスするだけで血行をよくする、育毛に効果的な食材をいくつかご紹介しましょう。

代表的なのが、**ショウガ**です。ショウガは辛味成分に、体を温め血行を促す作用があります。カレー、スープ、味噌汁、炒め物などに活用しましょう。

唐辛子も、含まれているカプサイシンが毛細血管の血流を促します。ただし、胃腸に対する刺激が強いので、食べすぎには注意しましょう。

シナモンにも、血管を拡張し、血液の流れをよくする作用があります。炎症を起こした毛細血管を修復してくれる働きもあります。トーストにかけたり、コーヒーに入れたりしてみましょう。野菜の煮込みや肉料理に使うのもいいでしょう。香りが苦手な方は、ショウガやごま油などと一緒に使うとやわらぎます。

また、**味噌**も血行をよくします。

ただし、高血圧で暑がりの人がシナモン、ショウガ、ナツメ、味噌を積極的に食べてしまうと、のぼせが強くなってO字タイプの薄毛になりやすいので、要注意です。

左記のチェックテストで、上側のAが多く当てはまる人は血流をよくする食材を摂ったほうがいいのですが、下側のBが多い人はのぼせを冷ます食材を積極的に選びましょう。

A（血行が悪いタイプ）

- □ 10分以上歩いても、体がポカポカしてこない
- □ 腹や尻を触ると、ひんやりしている
- □ 水を飲むのが苦手
- □ プールや川で水に浸かるのが苦手
- □ 手足が冷たい
- □ 舌のコケが白く分厚い
- □ 瞼《まぶた》をめくると白っぽい
- □ 冷房対策として上着を持っていく
- □ 頭痛や肩こりがある
- □ 胃もたれすることがよくある

Aが多く当てはまった人は…

「血流をよくする食材」がオススメ → ◎シナモン　◎味噌　◎ショウガ　◎ナツメ

B（血行がよいタイプ）

- □ 顔が赤い
- □ 爪が赤い
- □ 筋肉質である
- □ 飲み物には氷を入れるのが好き
- □ 血圧が高い
- □ 暑がりで、手足も温かい
- □ 胃もたれはほとんどない
- □ サウナの後の水風呂が好き
- □ タフなほうである
- □ 濃い味が好き

Bが多く当てはまった人は…

「のぼせを冷ます食材」がオススメ → ◎ゴーヤ　◎南国のフルーツ　◎レタス　◎豆腐

おわりに

薄毛で悩んでいた自分に伝えたいこと

薄毛の悩みほど、人に相談しにくいものはありません。「知られたら恥ずかしい」と、誰にも言えずに必死で治療法を探す…。その気持ちは私もよくわかります。なぜなら私も、本書を手に取ってくださった皆さんと同じようにずっと悩んでいたからです。

そのため、私は当時の自分に「あのときの自分に届けられるとしたら、何を伝えるか」と考え抜いて本書を執筆しました。

お金も知識もなかった20年前の私でもできること。難しくなく続けられる。しかも、高価な費用がかからない。そして何よりも大切なのは、その方法がその場しのぎではないことが重要です。

遺伝は薄毛になる要因の、ほんの小さなひとつにすぎません。あきらめずに続ければ、体の内側から育毛体質に変わることができる。

そんな方法を、当時の私だけではなく、一人でも多くの人に届けたかったのです。

たくさんの人に支えられて今がある

「自分のように悩む人を少しでも減らしたい」。そんな気持ちで、ヘッドスパサロンをスタートしたのが5年前のことです。来店される目の前の一人一人の悩みに、必死で向かい合ううちに、ヘッドスパサロンは常に予約でいっぱいになりました。

そして、より多くの人に「〝プーラ式〟育毛法」を伝えたいという願いが叶って、こうして出版することになりました。

また「安心して使え、〝プーラ式〟のノウハウを反映した製品を届けたい」という願いから開発したオリジナル商品の発売も実現しました。

これもすべて、たくさんの人に応援してもらい、支えていただいた結果です。

◆プーラのお客様

オープンからご来店いただいたすべてのお客様です。私の経験を積み上げることができたのも、お客様あってのことです。心からお礼申し上げます。

◆日本経営教育研究所代表取締役　石原明先生

お会いしたことのない、憧れの恩人です。プーラがオープンしたのは、2011年の東日本大震災の直後、日本中が元気を失った時期でした。

前職とは異なり、小規模サロンの集客法を知らない私が、独立後に必死で経営を学ぶ中、石原先生出演の無料で聞けるポッドキャスト『石原明の経営のヒント＋（プラス）』と出合い、人生が変わりました。

こんな難しいことをこんな簡単に説明できる人がいるのかと魅了された私は、著書やポッドキャストで繰り返し石原イズムを身につけました。すると、少ない資本のやりくりでも、私が経営するサロンは開業8ヶ月後には連日満員となりました。

それ以降も、「石原先生に質問したら、きっとこう答えられる」と常に考え、石原イズムを実行に移しています。開業して5年で、私自身も著書を出し、オリジナル商品の開発ができるまでに成長しました。

今は音声を聞くだけの憧れの恩人ですが、近い将来、私自身がステージを上げることで、直接お会いしてお礼をお伝えすることを目標にしています。

ビジネスに向上心がある方や、これから起業をする方など、ぜひポッドキャストを聞いてみてください。

◆城下整体　城下典広さん（末梢《まつしょう》関節調整法考案者）

理容師時代、原因不明の背中痛に毎日のように悩まされました。内科や整形外科はもちろん、鍼灸《しんきゅう》や整体、カイロプラクティックなど、治るのであればとどこでも試しに行きました。一向に治らない症状に、「この痛みとは一生つき合うのか？」と思い悩んでいた頃に人伝《ひとづて》に城下整体を紹介されました。

城下さんの施術を受けると、あれだけ治らなかった痛みが1度で治ってしまいます。この経験が、自分も人の体に触れる仕事がしたいという転機になりました。そしてエステ業界に転職し、ヘッドスパと出合いました。

プーラ開業後、ご来店いただいているJリーガーや経営者さんなど、多くの方のなかなか治らない不調の相談を受けると城下先生をご紹介しておりますが、常識破りの実績を出されています。

現在では、定期的に末梢関節調整法を教えていただいており、〝プーラ式〟育毛法のノウハウにも反映しています。

◆一義流気功　小池義孝さん

ベストセラー作家で『ねこ背は治る!』(自由国民社)の著者さんです。

色々な情報を集めていた私が、気功を体験したいと思い伺ったのがきっかけで、冷えや体内毒素などに関心を持つきっかけとなりました。

また、私が出版したいとビジネスビジョンを伝えたところ、出版プロデューサーを紹介してくださり出版が実現となりました。

◆株式会社プラス　各務清子院長
中医学の名誉博士であり、私に中医学を教えてくださった先生です。

中医学の取り入れにより、体質と髪の接点になる発想が次々と生まれ、〝プーラ式〟のノウハウは格段にアップしました。現在は、プーラオリジナルの商品開発にも中医学を取り入れております。

◆ガブルス・ジャパン株式会社　代表　竹内佳章氏
前職でお世話になった社長です。実績のなかった私を役職付での入社として抜擢してくださり、役職経験、取材対応など、様々な機会を与えてくださいました。

日本でクイックマッサージを初めて導入した方でもあります。

◆元ワイキューブ株式会社社長　安田佳生さん
ベストセラー作家でもあり、ブランディングの天才です。著書には『千円札は拾うな。』(サンマーク出版)、『私、社長ではなくなりました。』(プレジデント社) などがあります。

安田さんが開催している「こだわり相談ツアー」にてお食事の機会をいただき、ポッドキャスト番組『安田佳生のゲリラマーケティング』のゲストのお誘いをいただいております。

◆サイエ　小林弘子さん

育毛サロン「サイエ」を運営されているオーナーです。

「育毛剤で髪は生えてこない」と教えていただき、「育毛剤は、土台を整えるサポート」と考えるようになったきっかけをくれました。

〝プーラ式〟育毛法でも、サイエ式の要素を取り入れさせていただいております。

その他、ここでは書ききれなかったすべてのご縁があった方のご協力に感謝いたします。

辻敦哉

世界一簡単な
髪が増える方法

発行日　2016年10月6日　第1刷

著者　辻 敦哉

デザイン　河南祐介、五味聡（FANTAGRAPH）
イラスト　フクイヒロシ
編集協力　塩尻朋子
校正　豊福実和子
出版プロデュース　天才工場 吉田浩

編集担当　杉浦博道
営業担当　菊池えりか、伊藤玲奈
営業　丸山敏生、増尾友裕、熊切絵理、石井耕平、綱脇愛、櫻井恵子、吉村寿美子、田邊曜子、矢橋寛子、大村かおり、高垣真美、高垣知子、柏原由美、菊山清佳、大原桂子、矢部愛、寺内未来子
プロモーション　山田美恵、浦野稚加
編集　柿内尚文、小林英史、舘瑞恵、栗田亘、澤原昇、辺士名悟、奈良岡崇子
編集総務　千田真由、髙山紗耶子、高橋美幸
メディア開発　中原昌志、池田剛
講演事業　齋藤和佳、高間裕子
マネジメント　坂下毅
発行人　高橋克佳

発行所　株式会社アスコム

〒105-0002
東京都港区愛宕1-1-11　虎ノ門八束ビル
編集部　TEL：03-5425-6627
営業部　TEL：03-5425-6626　FAX：03-5425-6770

印刷・製本　中央精版印刷株式会社

Printed in Japan ISBN 978-4-7762-0923-2